Algumas palavras indispensáveis:

Um amigo de Mumbai, na Índia, mandou-me, em formato digital, uma centena de livros ingleses sobre homeopatia, ciência e arte que é o foco de minha curiosidade e de meu interesse.

Cardiopata, com um stent na coronária direita e advertido pelos médicos quanto a outras obstruções, tomando muitos comprimidos diariamente e dependendo de cateterismos para melhorar a situação, fui imediatamente atraído pelo título da obra que você tem em mãos.

À medida em que avancei em sua leitura, guiado pela extrema clareza e objetividade do autor, foi crescendo em minha consciência a esperança de um caminho melhor, envolvendo a cura, assim como foi aumentando o sentimento de que é imperativo compartilhar este conhecimento com todas as pessoas interessadas, profissionais de saúde, pacientes, familiares, enfim...

Custou-me alguns meses de trabalho, não sendo minha única ocupação, mas aqui está, para que você também compartilhe destas animadoras informações.

São muitos casos, atendidos pelo Dr. Clarke no Hospital Homeopático de Londres (em pleno funcionamento hoje, como mais 12 no Reino Unido) e também em seu consultório particular, na famosíssima clínica que manteve em Picadilly, à qual acorria gente de todo o mundo.

O médico, que deixou uma obra escrita de dimensões impressionantes, inclusive a Matéria Médica mais completa e detalhada que conheço, compartilha com todos nós suas preciosas reflexões e alternativas clínicas.

Cativa-me a extrema criatividade e inteligência com que ele se maneja, rigorosamente dentro das definições hahnemannianas, para socorrer e curar seus pacientes.

São 10 capítulos e um pequeno apêndice sobre remédios

mais novos: 1. Causas e classificação, 2. Curabilidade das doenças valvulares, 3. Poder dos remédios em doenças crônicas do coração, 4. A ação de Thyroidin, 5. Palpitação e desmaios, 6. Álcool e tabaco, 7. Angina Pectoris, 8. Aneurisma, 9. Dieta e regime, 10. Remédios, Remédios mais novos.

Os sphygmogramas, gráficos assemelhados aos modernos eletrocardiogramas, não integravam a edição digital em inglês que traduzi para gerar a presente obra, não podendo eu, assim, compartilhá-los com você que a lê. Conservei, entretanto, por respeito ao Dr. Clarke e a você, a integralidade das referências aos gráficos.

Meu e-mail fica à sua disposição, cara leitora, caro leitor, para quaisquer aperfeiçoamentos linguísticos ou homeopáticos que você julgue procedentes.

Espero que o livro lhe seja útil, como tem sido, e muito, a mim!

Obrigado!

Emilio José Lemos de Lima, tradutor, adaptador e apresentador.
emiliojoselemosdelima@gmail.com

Capítulo 1 Causas e Classificação.

Clarke propõe 3 principais classificações para as afecções orgânicas do coração e dos vasos sanguíneos: 1. Doenças inflamatórias agudas, 2. Consequências crônicas de inflamações agudas, e 3. Afecções que são crônicas desde o início.

A estas deve-se acrescentar: Os efeitos de súbita sobrecarga ao coração, ou emoções súbitas, efeitos de excessivo esforço muscular, como nos atletas, roupas inadequadas, drogas (incluindo álcool e tabaco), doença crônica do fígado, hábitos debilitantes, residência em grandes altitudes e interferência cirúrgica em doenças constitucionais.

De todas as causas que dão origem a doenças agudas do coração, febre reumática é a mais comum. A "tosse comprida" e as febres específicas (escarlatina, tifóide, tifo, difiteria, etc...) vindo depois, em frequência. E não se deve esquecer que o coração pode tornar-se o local de inflamação primariamente de um resfriado, independentemente de quaisquer outras doenças, exatamente como pode acontecer inflamação dos pulmões, pelo mesmo motivo.

A membrana que cobre o coração (Pericardium) e aquela que o alinha (Endocardium), são peculiarmente sujeitas a inflamações quando o sangue está carregado com venenos irritantes. Estas inflamações, como o Dr. Clarke mostrará neste texto, são capazes de desaparecer sem deixar vestígios. Muito frequentemente, entretanto, mudanças permanecem, dando origem à classe de afecções do coração que Clarke colocou em segundo.

As consequências das afecções agudas que permanecem, são de vários tipos, de acordo com a parte que foi originalmente afetada. Se foi a cobertura externa, o resultado será Pericardium aderente, adesão, isto é, da cobertura externa do coração à parede do saco em que este pulsa. Esta adesão pode existir a um grau extremo, sem dar origem a nenhum sintoma, como foi provado por exames post-mortem. O Pericardium foi encontrado completamente aderente em pacientes que não manifestaram o mais leve sinal disso durante a vida.

O alinhador interno do coração, o Endocardium, é um caso muito mais complicado do que a cobertura externa, e consequentemente é muito mais vulnerável à doença e a suas permanentes consequências. As válvulas do coração são compostas de dobras do Endocardium, que abrem e fecham com o "bater" do coração, para admitir o sangue a suas várias cavidades e evitar seu retorno extemporâneo.

Quando estas válvulas estão inflamadas, não executam adequadamente suas funções. Elas se abrem muito pouco, obstruindo a passagem do sangue, ou não se fecham perfeitamente e deixam o sangue escapar para trás, ou fazem as duas coisas. Quando a inflamação cede, a obstrução pode ser removida e a corrente sanguínea segue perfeitamente como antes, ou não. Então, auscultando o coração, os murmúrios ou sopros que são ouvidos substituir algumas partes do normal "lâp-dâp" do pulsar do coração, durante o ataque agudo, persiste depois. O paciente se encontra curto de fôlego em qualquer pequeno esforço, e sujeito a palpitação do coração e ataques de dor e desmaios.

Se não houvesse algum poder para compensar a desvantagem,

o paciente teria uma existência miserável, que brevemente terminaria em morte. Mas felizmente o coração é capaz de um grande desenvolvimento de força para enfrentar as necessidades do caso, "hipertrofia compensatória" ocorre, e o equilíbrio é mais ou menos completamente restaurado. Em muitos casos a recuperação é tão completa, que a vida não é abreviada, nem sua utilidade diminuída.

Estas mesmas estruturas membranosas são frequentemente o lugar de mudanças degenerativas, independentemente de qualquer inflamação permanente. O resultado é o mesmo: danificação das válvulas, obstrução do fluxo sanguíneo, e se a recuperação acontece, aumento no tamanho e na força do coração para restaurar o equilíbrio.

Mas não apenas podem as válvulas e membranas do coração tornarem-se inflamadas, o tecido muscular do coração propriamente pode ficar enfraquecido e degenerado, e também os vasos que o abastecem de sangue. Em todos estes casos há algum crônico veneno presente no organismo, muito provavelmente um ou outro (ou uma combinação) dos três miasmas de Hahnemann: psora, syphilis, ou sycosis.

Em relação a isso, devo referir-me a uma das outras causas que citei como responsável por muitos casos de doença do coração, nomeadamente, interferência cirúrgica em afecções constitucionais. Em meu trabalho "Tratamento não-cirúrgico de doenças das glândulas e dos ossos", apresentei como exemplo um caso em que a remoção de glândulas doentes foi seguida pelo estabelecimento de doença da válvula aórtica do coração. Uma outra frequente causa tem sido as cirurgias de hemorróidas. Um doloroso exemplo disso veio a meu conhecimento, como relatarei em seguida.

Caso 1. Doença valvular aórtica consequência de cirurgia de hemorróidas. Fim fatal.

Sir S.E. um proeminente cidadão indiano, consultou-me alguns anos atrás, sobre um persistente frio na cabeça.

Inquirindo-o sobre sua origem, descobri que já durava dois anos, datando de pouco tempo após uma cirurgia de hemorróidas a que se submeteu. Davam-lhe pequenas inconveniências, mas foi persuadido a "curá-las" mediante operação. Claro que uma cirurgia nunca pôde curar e nunca curou hemorróidas: só pode remover o inchaço hemorroidal, sem tocar a condição constitucional de que este depende. A doença constitucional de que Sir S.E. sofria seria chamada psora por Hahnemann, e gôta por outros patologistas. A base da gôta, como pretendo mostrar, no futuro, é o miasma psórico de Hahnemann. Seja como fôr, a cirurgia aconteceu, o frio na cabeça apareceu e algo pior que este. Percebendo uma qualidade no pulso do paciente, fiz-lhe detalhada auscultação do coração, encontrando extensiva degeneração da válvula aórtica. Fazendo cuidadosamente algumas perguntas ao paciente, sem alarmá-lo, ouvi dele que seu coração fôra meticulosamente auscultado e examinado antes da anestesia e se encontrava em perfeitas condições. Passei-lhe recomendações cabíveis evitando naturalmente assustá-lo, mas a sequência de eventos estava muito clara para mim: antes da operação ele não tinha doença do coração!

A cirurgia perturbou o elemento mórbido constitucional, que até aquele momento contava com expressão praticamente segura e inocente nas hemorróidas, e a encaminhou a partes muito mais vitais do organismo. A secreção nasal crônica e o coração doente eram as consequências. Sir S.E. só esteve comigo duas vezes.

Poucos meses depois li no Times que ele havia sido encontrado morto em sua cama em um hotel de Edimburgo. Não hesito em dizer que operar hemorróidas é tão perigoso quanto desnecessário. Não é difícil curá-las por meios constitucionais, e quando curadas assim, estão curadas de verdade, e não há perigosos efeitos colaterais a temer-se.

Entre outras causas de doenças do coração, mencionei emoções súbitas. A popular expressão "Morreu de um coração partido!" não é completamente figurativa. É possível que o coração se rompa por força de grande emoção, mas estou inclinado a pensar que o coração que se rompa nestas condições, não está, desde antes, perfeitamente saudável. A maior parte dos casos de "coração partido" são devidos a aneurisma dentro do Pericardium. Mas além de rupturas, casos de dilatação do coração ocorrem por forte emoção. Aqui trago um caso que exemplifica a ação do Iodide de arsênico.

Arsenicum Iodatum *

Quando a vi pela primeira vez ela se queixou de falta de fôlego ao menor esforço, uma paralização quando deitava sobre o lado esquerdo, mas não tinha dor. Os pés eram frios mas não inchavam. Com tanto que ficasse quieta e aquecida, se sentia confortável. Encontrei evidência de leve irritação bronquial, e o exame do coração mostrou que este estava hipertrofiado. Não ouvi o pulsar no ápice. Não havia irritação. Não havia murmúrios. Não havia reduplicação. Segundo som levemente acentuado na área pulmonar. Os sons eram fracos porém regulares por algum tempo. Então tornavam-se irregulares e flutuantes por algumas pulsações. Às vezes havia uma vibração e uma parada. Não pude detectar nada errado com as válvulas.

Havia dilatação do lado direito, deslocando o ápice, fraqueza de ação não fazendo impressão perceptível nas paredes do peito, indicando degeneração, mais que hipertrofia. Ela recebeu benefício de Arsênico 3 e de Digit 1. Meses depois ela teve um ataque de bronquite e eu a pus no Arsenicum Iodatum e Bryonia depois Hepar e Kali bichrom fizeram algum bem. A melhora tornou-se mais rápida, e breve ela estava o que ela considerava bem. No ano seguinte num outro ataque novamente a tratei com Arsenicum Iodatum com os mesmos resultados positivos nos sintomas de coração e de pulmões. Ela disse que este remédio a "acalmava para dormir". Na primeira parte de 1883 ela teve outro ataque, longe do alcance da homeopatia, e não se recuperou. Eu ouvi que ela morreu calmamente e sem dor.

Capítulo 2. Curabilidade de doença valvular, do coração, no estágio agudo.

Como escrevi antes, não se espera que doença valvular crônica melhore, ou que válvulas destruídas sejam restauradas, ainda que mesmo nestes casos muito possa ser feito por remédios para restaurar o poder do coração, quando defeituoso, e para trazer adequada compensação, o que é praticamente uma cura. Em casos recentes de afecção valvular, tenho frequentemente podido observar o desaparecimento de todos os sinais de doença, sob tratamento medicamentoso. Em meu livro sobre "Reumatismo" tenho mencionado, entre outros, um caso deste tipo que me impressionou particularmente, quando eu era um médico residente no Hospital Homeopático de Londres. Foi aquele de uma jovem que sofreu um severo ataque de Reumatismo agudo, com pericardite e endocardite. Sob tratamento, os sons de fricção da inflamação pericardial desapareceram, e quando estes se foram, os murmúrios indicando problemas endocardiais também cederam.

Uma das principais dificuldades no tratamento de endocardite ocorrendo em conexão com febre reumática, reside no fato de que há tão poucos sintomas indicando o problema.

Pericardite tem geralmente abundância de sintomas, de modo que é muito mais fácil curar estes casos. Por outro lado, pode haver muito extensiva endocardite sem que sinais apareçam, exceto no exame físico. Nestes casos, a única coisa a fazer é prescrever de acordo com a totalidade dos sintomas. Se não há sintomas para nos guiar, remédios que na prática ou nos provings apresentam afinidade com a membrana que alinha o coração e suas artérias deveriam ser pensados, quando a constituição do paciente e sua história médica, com alguns sintomas antigos que este teve, servirão para distinguir o mais similar.

As duas válvulas do coração que são mais sujeitas à inflamação são a Mitral, que transmite o sangue do aurículo esquerdo para o ventrículo esquerdo, e a Aórtica, através da qual a contração (ou "batida" do coração) propulsiona o sangue do ventrículo esquerdo para dentro das artérias do corpo. Qualquer estreitamento destas válvulas obstrui o fluxo do sangue, e qualquer defeito em seu fechamento permite que o sangue retorne através delas. Estes defeitos dão origem a certos sons anormais chamados murmúrios, que tomam o lugar dos sons normalmente produzidos pelas válvulas. O som normal do coração é um som duplo que tem sido adequadamente representado pelas sílabas "lâp-dâp", a primeira parte ocorrendo quando os ventrículos se contraem (sistole), e a segunda quando eles se abrem novamente (diástole).

Os aurículos que recebem o sangue - o direito, do corpo, e o esquerdo, dos pulmões - contraem-se imediatamente antes dos ventrículos, mas como eles têm trabalho muito menos árduo a fazer, são muito menos poderosos que os ventrículos, e normalmente sua ação não produz som. Quando, entretanto, estas válvulas estão estreitadas (aquela do ventrículo direito é chamada Tricúspide, aquela do direito, Mitral), um murmúrio é ouvido sobre a área da válvula imediatamente antes do coração bater, e é então chamado pré-sistólico. Quando a válvula Mitral está defeituosa, não se fecha corretamente; quando o coração bate o sangue é levado de volta para dentro do aurículo esquerdo e provoca um murmúrio sistólico em lugar de um clique. Isto explica a falta de ar que acompanha muitas formas de doença do coração, porque a pressão é exercida de volta sobre os vasos sanguíneos dos pulmões, e o sangue não é adequadamente oxigenado. Assim, um murmúrio pré-sistólico ouvido sobre a área da válvula Mitral (isto é, aproximadamente, sobre o ponto em que se ouve o bater do coração) denota obstrução do fluxo, e um murmúrio sistólico ouvido no mesmo ponto denota regurgitação. A área onde os sons aórticos são melhor ouvidos é o ponto em que a segunda costela esquerda se junta ao osso externo. A abertura da válvula Aórtica ocorre quando o coração bate (sístole ou primeiro som) e então, qualquer estreitamento de seu orifício provoca um murmúrio sistólico.

Se não se fecha corretamente ao tempo da segunda sílaba do "lâp-dâp" um murmúrio é ouvido e é chamado diastólico. Quando está estreitado e não se fecha corretamente, um duplo murmúrio é ouvido, substituindo os sons normais.

As outras duas válvulas, que são muito menos frequentemente afetadas, são a Tricúspide e a Pulmonar. A Tricúspide transmite o sangue do aurículo direito (que o recebe depois que o sangue circulou pelo corpo) para o ventrículo direito; e a válvula Pulmonar (que está na artéria Pulmonar) transmite o sangue, quando os ventrículos se contraem, do ventrículo direito para dentro dos pulmões. Os sons da válvula Tricúspide são melhor ouvidos no nível da quarta costela, perto do lado esquerdo do osso Esterno (ou, se o ventrículo está aumentado, no lado direito do Esterno, no mesmo nível); a área Pulmonar é no espaço entre a primeira e a segunda costela, perto do lado esquerdo do Esterno.

Sons de sangue regurgitando para dentro do aurículo esquerdo, quando a válvula Mitral está defeituosa, são frequentemente justo para a esquerda e um pouco abaixo da área pulmonar, onde uma parte do aurículo esquerdo se aproxima da superfície.

Há muitas outras variações na qualidade do "lâp-dâp", além da ocorrência de murmúrios, cada uma indicando alguma particular condição do coração. Por exemplo, se os dois lados do coração não agem de forma absolutamente sincronizada, um ou ambos os sons podem ser reduplicados. Por outro lado, a presença de um murmúrio não é um sinal absoluto de defeito valvular. O murmúrio pode ser provocado também por outras causas, tais como a condição do sangue.

O tamanho do coração é estimado pelo tamanho da área que dá um som abafado, quando percussão é feita na parte frontal do peito.

Nota do tradutor: Procurando "auscultation of the hearth", na internet, você encontra sites de simulação dos sons do coração.

Os gráficos gerados pelo sphygmographo (que mostra a rapidez dos batimentos cardíacos e todas as vibrações que a parede da artéria experimenta entre um batimento e outro) são todos tomados com o aparelho de bolso mencionado, do Dr. Dudgeon, que superou todos os outros. Dr. Dudgeon explicou o instrumento em um pequeno livro extremamente interessante, entitulado "O Sphygmograph", publicado por Balliere, Tindall & Cox.

Durante o verão de 1892 um número de casos de endocardite veio à minha observação, em conexão com febres agudas. Havia na época uma extensiva epidemia de sarampo alemão e o primeiro caso que vou descrever é o de uma jovem senhora de

19 anos, que era uma de suas vítimas.

Caso 3. Inflamação da válvula Mitral do coração num caso de sarampo alemão. Recuperação sob tratamento. Em 15 de Junho de 1892, fui chamado para ver a senhorita L. que tinha estado bastante adoentada por quatro dias. Encontrei a erupção cutânea do sarampo alemão, dor de garganta, aumentada estando a amígdala direita. havia uma tosse e ela tinha um bocado de catarro. Havia alguma febre. Estava em seu período menstrual. O pulso era 72. Auscultando seu coração encontrei um murmúrio sistólico Mitral. Ela tinha pés frios e úmidos. Sob Belladona 30 os sintomas da febre a deixaram, mas o murmúrio continuou. Dia 22 de Junho o murmúrio era audível nas áreas Mitral, Tricúspide e auricular esquerda, quando deitada, mas desapareciam quando se sentava. Havia leve tontura quando caminhava e estava cansada de ficar sentada. Eu lhe de Spigelia 30, e em poucos dias o murmúrio tornou-se menos distinto. Depois disso ela recebeu Nat. Mur. e então Arsen. por outras indicações; mas em 29 de Junho, após uma noite sem repouso, quente e transpirando, o pulso era 84, o murmúrio Mitral estava muito distinto e ouvido em todas as áreas do coração, e a paciente sentia-se "estranha", então de novo lhe dei Spigelia 30. Dois dias depois a encontrei sentindo-se bem, e não pude ouvir o murmúrio. Poucos dias depois a auscultei, não pude ouvir nada dele, então a deixei ir descansar no litoral marítimo.

Caso 6. Aguda inflamação do Pericardium e válvulas do coração. Pronta ação de Spigelia. Recuperação.

Em 22 de Junho de 1889, James T. um limpador de chaminés, de 44 anos, veio para minha clínica, no hospital, por recomendação de um paciente particular meu que o havia persuadido a tentar Homeopatia. Quando ele entrou em meu consultório de pacientes externos, foi fácil ver que estava muito doente.

Como muitos de sua classe, havia levado uma vida dura e sem cuidados. Começou a limpar chaminés muito menino ainda, nos dias em que meninos entravam e subiam pelas chaminés no lugar das escovas mecanizadas que são usadas agora. Naturalmente era um homem de físico poderoso, mas agora fôra com grande dificuldade que alcançara o hospital. Ele tinha no semblante um olhar vago, pesado, uma certa indefinição de características, algumas vezes percebidas em sofredores de doença do coração. Sentia-se tão mal quanto aparentava e me disse depois, que jamais esperou voltar vivo para casa.

Quatorze dias antes, se resfriou por molhar-se durante uma viagem a Oxford, ao rio. Seguiu-se uma tosse com aparecimento de espesso catarro, sendo tão dolorosa a tosse que ele tinha que se segurar e isso havia continuado. A queixa principal dele agora era uma dor no coração, como se este estivesse inchando. A dor gradualmente desceu, e na noite anterior à visita dele a meu consultório, estava no flanco esquerdo; então moveu-se novamente para o coração. Sensação como se um grande faca passasse através do coração, agravada ao tomar fôlego. A dor o impediu de dormir. Era impossível para ele deitar-se do lado esquerdo. Língua branca; apetite bom mas não podia comer porque trazia a dor. Intestinos confinados; Tinha uma sensação de estrangulamento no epigastrium e uma tontura nos olhos.

Examinando o coração encontrei um aumento de tamanho, um esfregar pericardial, e murmúrios nas áreas Aórtica e Mitral; quero dizer, havia intensa pericardite e endocardite também. A "dor-de-faca", no coração selecionou Spigelia de entre todas as demais drogas relacionadas a esta condição, então eu a dei a ele na terceira centesimal diluição, uma dose por hora.

Dormiu bem, aquela noite, já que conseguia respirar melhor. Da próxima vez fui à sua casa, e encontrei um decréscimo no som pericardial de esfregar, e uma diminuição na área em que a presença do coração apresenta um som abafado, à percussão. Dia 24 de Junho. Continua melhorando; dorme bem; não tem dor; apetite bom. Neste dia fiz as seguintes notas do estado do coração:

Leve esfregar sobre o centro do coração.

Área Mitral: murmúrio duplo, a porção sistólica sendo ouvida na axila.

Área Tricúspide (lado direito do Externo, no nível da quarta costela): um áspero som gradeado e duplo.

Área Aórtica: um murmúrio duplo.

Na noite do 25-26 (como sua esposa me informou) a respiração dele pareceu tornar-se difícil; começou novamente com engasgos.

O Spigelia 3 CH foi continuado todo este tempo, ainda que não fôsse mais dado como inicialmente. A partir do 25, este foi dado a cada duas horas.

Poucas semanas depois disso ele mencionou uma circunstância que ocorreu durante o tempo em que ele estava tomando Spigelia: a perda de uma dor no joelho direito que o havia incomodado por dezoito meses. Se ele ajoelhasse sobre este, ele era incapaz de levantar-se sem ajoelhar-se no outro também, e então esticar a perna direita. A dor era como se o joelho saísse da articulação. Às vezes ele levara horas de noite, na cama, antes de conseguir colocar o joelho na posição certa. Ele perguntou-me se meu remédio poderia ter tido algo a ver com o desaparecimento da dor; como ele não havia me mencionado nada a respeito, antes, ele não via como eu poderia tê-la curado. Consultando Allen, achei isto em itálicos: Dor de rasgadura, como uma entorse, no joelho esquerdo, só quando anda, de modo que ele às vezes mancava, porque não podia dobrar o joelho corretamente. Outros sintomas similares referem-se ao joelho direito e a ambos. Que Spigelia deve ter o crédito desta cura incidental eu provei depois, porque a dor no joelho retornou; mas umas poucas doses de Spigelia 1m a removeram permanentemente.

Mas, para voltar. Em 1° de Julho ele estava livre de qualquer sintoma no peito: podia deitar de qualquer lado. Mas estava fraco das pernas, tinha tontura, e sofria de constipação com muita tensão. Nux 1m resolveu a última condição.

Em 3 de Julho ainda se queixava de fraqueza nas pernas, então eu o pus em Baryta c. 1m, depois do que houve rápida melhora.

Ele continuou com este remédio, com um descanso, até 10 de agosto. Ocasionalmente teve palpitação, ao deitar-se, à noite; no dia 5 havia dor leve na parte inferior do lado esquerdo do peito; no dia 12, dormência do ombro e do braço esquerdos. Em 1° de agosto ele teve um ataque de tontura enquanto caminhava na rua, de noite. Ele voltou a trabalhar em 9 de agosto. Em 11 de outubro ele declarou que se sentia tão bem como sempre, em sua vida. Sendo um entusiástico membro da força de Voluntários, tinha estado testando seus poderes na prática de tiro-ao-alvo. Na Páscoa seguinte ele participou das fadigas e da exposição das Manobras de Páscoa dos Voluntários, permitindo-se até (sem pedir minha permissão, devo confessar) tomar banho no frio mar da primavera.

Em 19 de março de 1893, examinei sua condição. Tinha estado melhor nos últimos 18 meses, diz ele, do que em anos anteriores. Seu pulso era 72, constante e de boa força. Anexo seu sphygmograma, tomado do radial esquerdo, em pé, com uma pressão de 3 onças e 1/2. Não difere de um gráfico comum, exceto, talvez, na força e na afiação da braçada, e no súbito ainda que ràpidamente capturado retorno.

Exame. A área ocupada pelo coração é ainda maior do que o normal; o batimento no Ápice é sentido no sexto interespaço e mais para a esquerda do que o normal. Vindo para os sons do coração, eu não encontro, com certeza, esfregar pericardial. Também o murmúrio Mitral e o som gradeado (provavelmente pericardial) na área Tricúspide não são mais ouvidos. O murmúrio Aórtico duplo ainda continua. Na área Tricúspide o primeiro som é claro e um macio murmúrio substitui o segundo. É provavelmente o Aórtico Diastólico propagado para baixo. Na área Mitral o primeiro som é um tanto impuro - não o claro e afiado clique de uma válvula normal - mas não há murmúrio, provando que a válvula é competente.

Neste caso eu concluo que sob tratamento - isto é, sob a ação de Spigelia e Baryta carb., principalmente - a inflamação do coração, que afetou as membranas externa e interna, foi curada, e a afecção da válvula Mitral foi tão remediada que esta foi trazida de volta à competência. As válvulas Aórticas permaneceram como estavam, mas a suavidade da porção sistólica do murmúrio duplo mostra que o grau de obstrução ao fluxo sanguíneo é muito pequeno, e a suavidade da parte diastólica, que a regurgitação não é considerável. Isto mostra que houve uma reversão do processo da doença, e estou inclinado a pensar que o problema Aórtico data de antes da ocasião em que o vi pela primeira vez.

Devo dizer que depois de ter sido um bebedor muito pesado, ele de repente abandonou completamente o álcool, sete anos antes de a doença começar. O que o fez deixar a bebida foi que perdeu a coragem para seu trabalho em telhados, e até descendo de um meio-fio para a rua, sentiu-se como se fosse cair. Depois sofreu muito de "indigestão", e, de noite, violenta palpitação e dificuldade para respirar, como percebido por sua esposa. Perda da coragem é um sintoma muito comum em afecções do coração, e a probabilidade é que a doença Aórtica estivesse começando naquela época.

Caso 7. Endocardite ulcerativa terminando fatalmente. A autópsia revelando um remendo curado num ponto em que inflamação havia ocorrido durante um ataque anterior de Reumatismo agudo.

Antes de seguir adiante eu gostaria de referir-me a um caso de endocardite ulcerativa seguindo pneumonia, com delirium tremens, que publiquei no número de novembro do O Mundo Homeopático de 1884 (vol. xix., p. 497). O caso terminou fatalmente, mas o ponto a que gostaria de referir-me tornou-se evidente durante o exame post-mortem. O coração pesava 13 onças.

Sob a superfície das válvulas Aórticas, que eram competentes, cresceram abundantes granulações como excrescências em forma de couve-flor, exudando matéria purulenta. Estas granulações pressionavam contra o segmento Aórtico da válvula Mitral, estreitando o orifício artificialmente. A válvula Mitral estava saudável, exceto por um velho depósito achado entre suas lâminas.

Este paciente (que era um cavalariço, e, como muitos outros de sua classe, afeito a bebidas alcoólicas) havia estado no hospital, sob meus cuidados, alguns anos antes, com severo ataque de Reumatismo agudo, e durante o ataque não houve sinais de que o coração fôra afetado. Mas que houvera alguma inflamação da válvula, e que se havia curado sem causar deformidade, este remendo branco achado na válvula Mitral no exame post-mortem provou. No segundo ataque foi a válvula Aórtica que foi afetada pelo processo mórbido.

Caso 8. Reumatismo agudo, com envolvimento do coração. Desaparecimento de murmúrio sob tratamento.

Walter L. 21 anos de idade, foi admitido no Hospital Homeopático de Londres, dia 12 de Janeiro de 1893, tendo ficado doente sete dias antes com dores nas juntas da perna esquerda.

Dois dias depois, a perna direita mostrou-se afetada e ele ficou de cama. Percebeu, então, que o mais leve esforço trazia uma severa dor perto da parte superior do peito. Transpirava bastante. Nunca tivera Reumatismo antes.

Na admissão, as juntas dos membros inferiores doíam, com o movimento, braço direito rígido, juntas doloridas e levemente inchadas. Temperatura variava de 99 a 100.2. No dia 14, quando o vi pela primeira vez, a seguinte era a condição de seu coração: Murmúrio Mitral quase indistinto. Batimento do Ápice no quinto interespaço, que está "chupado". Havia copioso depósito de fosfatos na urina, mas albumina, não. Dor-de-cabeça nas têmporas; alguma transpiração.

Podia haver poucas dúvidas sobre o remédio, neste caso. Todos os sintomas apontavam para Bryonia, e o dei a ele na 12a potência, uma dose por hora. Pelos dois primeiros dias ele tinha tomado Spigelia 3x, prescrito pelo médico residente, por conta da condição do coração. A dor no peito melhorara, mas a condição geral não mudara. Sob Bryonia houve rápido recuo de todos os sintomas, particularmente da dor no peito. Dia 25 ele recebeu Merc. viv. 12, e 1° de fevereiro Sulph. 30. Ele partiu, curado, em 3 de fevereiro. Em 28 de Janeiro, um exame cuidadoso falhou em revelar qualquer murmúrio.

Caso 9. Endocardite reumática aguda. Murmúrios Mitrais Sistólico e Pré-Sistólico; Ataques de Angina; Cura por compensação; Ação de Crócus.

Venho agora para um caso no qual os recursos da homeopatia foram marcadamente ilustrados pelo pronto efeito mostrado pelo similimum, dado puramente em indicações sintomáticas; o remédio, até onde sei, nunca foi usado antes em um caso de doença orgânica do coração.

Katie F., 19 anos de idade, foi admitida ao hospital em 11 de novembro de 1893, tendo tido previamente dois ataques de febre reumática, o segundo destes três anos antes da admissão. Sempre desde este ataque ela havia sofrido de ataques de falta-de-ar, durando de poucos minutos a uma semana; o menor esforço a qualquer momento trazia a falta-de-ar. Quatro dias antes da admissão, ela despertou de noite com dor severa na parte direita da anterioridade do fígado.

A dor se espalhou para o pescoço e parecia causar falta-de-ar. Durante o dia a dor se espalhou por todo o peito e a falta-de-ar estava pior. Movimento piorava a dor e também ficar deitada; ela foi obrigada a ficar sentada durante a maior parte do tempo em que esteve no hospital. No dia seguinte a este acometimento ela foi tomada por dores em todas as juntas e no pescoço, simultaneamente. Ao mesmo tempo erupção cutânea apareceu em seus antebraços, que ela descreveu como bolhas brancas primeiro, cedendo estas e deixando pequenos anéis vermelhos. Era acompanhada de coceira e desapareceu em 24 horas. Na admissão todas as dores persistiam e a dispnéia. O pulso estava a 126 e a temperatura 99.2. Em duas ocasiões durante seu internamento, a temperatura foi a 102. Isto era durante extremos ataques de angina pectoris, e uma baixa condição tifóide, que me fez apreender endocardite ulcerativa. Durante os ataques ela estava em perigo iminente. Exceção das ocasiões mencionadas, a temperatura oscilava entre 97 e 99.6 graus. Estava subnormal na admissão. Ela recebeu Baptisia 30, primeiro, e melhorou por alguns dias. Spigelia, Lachesis 12, Mercurius vivus 12, Arsenicum 12, e Veratrum Album 3 durante os ataques de angina (colapso, dor, suor frio na testa) todos deram considerável ajuda.

A condição do coração estava como segue: Uma vibração era sentida sobre a região do Ápice. Um murmúrio Mitral sistólico e pré-sistólico era ouvido sobre o Ápice, indicando constrição e incompetência da válvula. A ação do coração era rápida demais, de 132 por minuto. O seguinte é um sphygmograma tomado em 23 de Janeiro a uma pressão de 3 onças.

Em 7 de fevereiro o único som anormal a ser ouvido era um alto murmúrio pré-sistólico, com uma batida no fim; naquele momento a dor no peito estava pior do que era usual - uma dor sob o Esterno com irritação interna. Em outras ocasiões a dor se estendia ao ombro esquerdo, mas não descendo o braço.

Em 12 de abril, quando ela estava convalescente e apta a andar um pouco, esta era a condição. Vibração sentida sobre a área do

Ápice, murmúrio sistólico alto prolongado na axila, ouvido também na área auricular esquerda, e fracamente na área Aórtica.

Nada definidamente pré-sistólico ouvido. No pé da página anterior está o sphygmograma tomado dois dias mais tarde, também a uma pressão de três onças.

Dia 15 de abril, imediatamente antes dela sair, examinei novamente a condição do coração: sem vibração sobre o Ápice. Batimento quase forçado, área macia para pressão.

Alto ruído sistólico sobre o Ápice, propagado para dentro da axila. Ouvindo-se perto do lado esquerdo do Externo, um pré-sistólico muito suave é ouvido, além do sistólico.

Sistólico ouvido na área auricular esquerda e levemente na área Aórtica. Sons na área Pulmonar e Tricúspide, muito claros. Ela continuou melhorando constantemente, e quando deixou o hospital em 22 de Abril, podia subir e descer escadas sem dificuldade.

Deve ser notado que enquanto o murmúrio de regurgitação (sistólico) tornou-se mais marcado e o murmúrio obstrutivo (pré-sistólico) menos, a condição da paciente melhorou. De algum modo a constrição da válvula Mitral tornou-se menor durante a doença, permitindo passagens livres do fluxo sanguíneo em ambas direções.

Vou contar agora como vim a dar Crocus à paciente, o remédio que mais sinal de ajuda deu, e materialmente agilizou sua recuperação.

Em 24 de fevereiro, enquanto eu estava na ala vendo outro paciente, Katie F. foi acometida por um ataque de riso incontrolável a propósito de alguma bobagem. Pus em sua língua uma dose de Crocus 30, que a acalmou imediatamente. Dia 29 de março, ainda que muito melhor, ela ainda tinha bastante dor no peito; pedindo a ela que descrevesse a dor, ela disse que aquela "pulava". Colocando isso, a sensação interna de algo pulando como se estivesse vivo, que é característica de Crocus, com o velho sintoma do riso incontrolável, fui levado a dar a ela aquele remédio, na 30a potência, três ou quatro vezes ao dia. Ela imediatamente apresentou rápido avanço. Os "pulos" constantemente cederam. Logo ela estava apta a estar em pé, comer comida comum e não necessitou mais nenhum remédio até o fim do caso.

Crocus tem uma série de sintomas do coração, inclusive "suturas e choques". Mas o mais característico sintoma é como se algo estivesse saltando ou pulando no peito.

Caso 10. Reumatismo agudo com endocardite e derrame para dentro do Pericardium. Ação de Merc. viv. Compensação estabelecida.

Daisy K. 6 anos de idade, admitida ao hospital em Fevereiro de 1893, foi vista pela primeira vez, por mim, em 4 de Fevereiro.

Ela havia estado doente por uma semana, queixando-se de dor nos pés. O joelho direito, a mão direita e seus dedos estavam inchados. Língua coberta por espessa película branca. Garganta avermelhada, mas sem pus; dor ao engolir. A paciente estava muito prostrada; estava pior à noite, gritando de dor a noite toda. Havia marcante aumento na área ocupada pelo coração, mostrando derrame para dentro do Pericardium, e um sistólico murmúrio Mitral. A paciente queixava-se de dor na região do coração. A temperatura havia estado em 102. Havia muita transpiração noturna.

Antes que eu a visse ela havia recebido Aconitum, Bryonia e Belladona, o último dos quais produziu certo alívio. A paciente estava, entretanto, em grande desconforto, e os sintomas - dor e derrame para dentro das juntas e do Pericardium, língua branca, transpirações pesadas, e com marcada agravação dos sintomas à noite-apontavam tão fortemente para Mercurius, que prescreví, este remédio.

Tratamento Merc. viv. 12, uma gota em água a cada hora por quatro doses, e então a cada duas horas.

Houve imediata mudança para melhor como o relatório dos dias subsequentes mostrou.

Dia 5 de Fevereiro. A paciente teve uma noite muito boa. O lado direito agora está bem. O joelho esquerdo, o tornozelo esquerdo, e (levemente) a mão esquerda, estão inchados. Temperatura mais baixa. Repetir.

Dia 7 de Fevereiro. Melhor; área do coração diminuída em extensão. Criança menos irritada. Repetir a cada quatro horas.

Dia 11 de Fevereiro. Temperatura normal. Tamanho da área ocupada pelo coração agora normal, mostrando que o derrame foi reabsorvido. Sem dores; língua ainda branca. Repetir.

Dia 18 de Fevereiro. A condição geral agora é boa. O ruído sistólico ainda está presente, mas não há sintomas.

Dia 20 de Fevereiro lhe dei Calcarea 30, deixando o Mercurius; e dia 24 mudei a prescrição para Arsen. 12. Ela deixou o hospital dia 4 de março, perfeitamente bem em todos os aspectos, exceto o defeito da válvula Mitral; mas isso foi tão adequadamente compensado que não mais produzia sintomas.

Capítulo 3. Poder remedial da homeopatia em casos de doença crônica do coração.

Uma vez que as fibras musculares do coração se tenham tornado enfraquecidas, de modo que o órgão não esteja mais apto a desincumbir-se de suas funções, sem esforço, não importa qual possa ter sido a causa do enfraquecimento, os sintomas são muito similares: falta-de-ar e palpitação, ao menor esforço, dificuldade para deitar-se ou para repousar sobre o lado esquerdo, dores no coração, de vários tipos, e variando em intensidade, de muito suaves até às agonias da Angina Pectoris. Estes sintomas ocorrem em casos crônicos de doença valvular, em casos de degeneração gordurosa das fibras musculares do coração, em acumulação de gordura em torno do coração, quando é um acompanhamento de obesidade geral.

Vou agora relatar um número de casos, todos mais ou menos crônicos, nos quais afecções crônicas do coração foram material e permanentemente curadas pelo tratamento homeopático. Primeiro darei alguns dos que foram resolvidos mais cedo, da série tratada com Arsenicum Iodatum. Alguns destes casos são imperfeitos como observações terapêuticas porque mais de um medicamento foi ministrado no mesmo dia, mas a despeito disso, acredito que é possível determinar a ação dos remédios dados.

Caso 11. Estenose e Incompetência Mitral, com Angina.

Coexistência de pólipos nasais. Cura prática com Arsenicum Iodatum e outros remédios.

Senhora McC, 52 anos de idade, um pouco acima do tamanho médio, olhos cinza, cabelo escuro, magra, um tanto pálida, consultou-me em 22 de Abril de 1882. Ficou doente na Escócia, no Julho anterior. Foi para a cama uma noite, muito bem, e acordou com uma sensação como se as costelas fossem pressionadas para dentro do coração; por 36 horas foi uma agonia. Foi um mês antes de estar bem para viajar para Londres. Ela ainda tem a mesma sensação (de pressão das costelas sobre o coração) e palpitação ao mesmo tempo. Teve dois ou três ataques desde aquele de julho, mas não tão severos ou duradouros. Tem frequentemente palpitação severa e afluxo de sangue; fica fraca depois do ataque. De noite ela acorda com a sensação de cair num precipício. Se a sensação vem quando vai para a cama, não consegue dormir e tem que ficar sentada. Não consegue subir as escadas ou fazer qualquer esforço, porque isto provoca dor no lado - não a dor no coração; esta vem quando ela está calma e quieta.
Ela tinha uma tosse de noite e de manhã, e expectorava muito catarro. Tinha que ser muito cuidadosa com sua dieta. Nunca foi forte; por dez anos frequentou o Hospital Victória Park por conta da Tuberculose. Teve seu braço direito quebrado duas vezes, aos seis e aos dezesseis.
Desde a segunda fratura tem tido reumatismo no braço, mas nunca teve febre reumática. Neste dia eu não tive tempo para examinar-lhe adequadamente o peito, mas tomei-lhe o seguinte sphygmograma, e lhe disse para retornar em uma semana.
O sphygmograma tomado neste dia é de grande interesse, o

batimento sendo aparentemente triplo. O batimento, entretanto, não é verdadeiramente triplo. A primeira figura representa um batimento natural. Isto é seguido por um duplo batimento, a segunda pulsação sendo tão leve que não é percebida pelo dedo no pulso. O segundo e subsequentes sphygmogramas mostram só batimentos duplos, até que, sob tratamento, os batimentos tornam-se perfeitamente normais e regulares.

Dia 29 de Abril. Ela relatou que teve um resfriado muito forte, e estava tossindo muito, a tosse sendo em ataques. Ela expectorou um bocado de catarro de noite. Pulso 46.

Eu estava agora apto a fazer um exame completo do peito, com o resultado de que o coração estava muito aumentado e a ação valvular, defeituosa. Exame subsequente mostrou que era a válvula Mitral que apresentava problemas, estando estreitada e incompetente. Havia alguma anemia e alguma consolidação do Ápice do pulmão direito. Aqui estão os detalhes do exame naquela data.

Extensão vertical (percussão abafada) começa na borda inferior da terceira cartilagem costal. Extensão transversal ao nível da quarta cartilagem costal estende-se duas polegadas e meia à esquerda do Esterno. Esta parte está abaulada para a frente. O batimento do Ápice é sentido, mas muito fracamente; o impulso é sentido perto do Esterno.

Sons: regularmente irregulares. Um forte batimento é sentido, seguido por dois menores que não causam impressão alguma no batimento do pulso. Às vezes há um suave ruído sistólico, e na área da Tricúspide um áspero ruído, aparentemente diastólico. Os sons do coração são claros nas áreas Pulmonar e Aórtica. Ruído no pescoço!

Pulmões: sem reverberação e com leve achatamento.

Ressonância vocal e frêmito quando de expiração exagerada do Ápice direito.

Tratamento Arsenicum Iodatum, de noite e de manhã após comer. Digitalis I, uma gota em água, três vezes ao dia.

Dia 6 de Maio. Primeira parte da semana, pior; duas vezes ela desmaiou, mas última parte da semana muito melhor, menos vibração, menos rubores; tosse mais fraca e mais frouxa.

Exame. O batimento secundário é sentido como uma batida no Ápice, onde um suave ruído sistólico é ouvido com o batimento primário; não é ouvido em nenhum outro lugar. A região do Ápice está muito sensível! Repetir as medicações!

Dia 20 de maio. Ela está muito melhor; não tem tido o coração tão quieto por meses, só tem palpitação agora quando chamada sùbitamente, e mesmo assim, leve. Apetite bom, mas não pode comer carne.

Exame. Ação do coração calma e regular, mas no lugar dos dois sons, três são ouvidos; depois do sistólico vem o diastólico e então, um tipo de rebote. Com o som sistólico, na área Mitral e sobre a terceira cartilagem costal esquerda um suave ruído sistólico é ouvido.

Este não é ouvido com o terceiro som, e não é ouvido à direita do Esterno. Na área Aórtica o primeiro é muito fraco e o segundo mais forte. Na área Pulmonar todos os três sons são ouvidos, mas não o ruído. Repetir.

Dia 3 de Junho. Continua muito melhor. Catarro difícil de expectorar.

Exame. Pulmões: expiração prolongada ambos ápices e ressonância vocal aumentada, a última mais marcada no lado direito, com frêmito vocal aumentado. Sons do coração mais contínuos, há uma batida com o primeiro som; um ruído pré-sistólico agora pode ser distintamente percebido na área Mitral; batimento não é sentido no Ápice; extensão cardíaca vai de meia polegada à direita do Esterno, cinco polegadas à esquerda.

Tratamento Kali bich., 3; uma gota a ser tomada ocasionalmente quando a expectoração estivesse difícil. Continuar com os outros remédios.

Depois disso não vi a paciente de novo por mais de um ano. Ela retornou em 25 de agosto de 1883. Sua condição, nesta data era como segue: Pulso 82, não tem dor no coração agora, ainda que o sinta fraco e ela esteja fraca; há uma vibração pré-sistólica.

Ela veio agora para consultar-me por conta de bloqueio do nariz e perda do paladar e do olfato. Descobri um pólipo em cada narina, maior o da direita. Dezoito anos atrás ela tivera pólipos, que ela disse que foram cauterizados.

Arsenicum Iodatum 3 CH foi dado de noite e de manhã; Thuja 3 CH, uma gota em água, quatro vezes ao dia; Thuja 0 para ser aplicada com escova três vezes ao dia.

Dia 8 de Setembro: Coração melhor, pulso 76. Não tão fraca e lenta. Saboreia melhor, consegue sentir os cheiros, algumas vezes. Dorme mal. Repetir.

Dia 19 de Setembro: Incapaz de dormir desde dia 15; tem a sensação de queda; contínua inquietude dos membros. Pulso regular.

Tratamento Act. r. I, uma gota quatro vezes ao dia; Coffea 3, uma gota a cada hora, se insone; Thuja 0 para ser aplicada.

Dia 3 de outubro: Muito melhor. Dorme bem, depois de 3 dias: agitação, melhor; nariz melhor, menos bloqueado. Repetir.

Dia 24 de outubro: Muito melhor, de maneira geral. Sente os aromas agora e então.

Dia 14 de novembro: Muito melhor; percebe os cheiros muito bem, saboreia melhor, dorme bem. Repetir.

Dia 5 de Dezembro: Muito melhor no que tange aos pólipos, que não produzem inconvenientes agora. Coração de novo problemático; dormindo não tão bem. Tem pressão na parte posterior da cabeça. A aplicação de Thuja agora causa dor.

Dia 29 de Dezembro: na primeira parte deste ano ela sofreu um grande choque. A notícia do naufrágio de um navio no qual estava um de seus filhos. Ela esteve muitos dias em suspense sobre o destino dele, mas soube finalmente que ele estava entre os salvos. Ela não acha que esteve bem desde o choque. Tem náuseas após toda refeição. Língua branca; intestinos confinados. Tem dor no lado. Nariz raramente desobstruído. Pré-sistólico ainda ouvido, só fracamente, no Ápice. Pulso um pouco irregular; tosse em ataques; dormiu mal até usar Coffea. Thuja ainda provoca dor.

Tratamento Arsenicum Iodatum 3x, um grão de noite e de manhã; Ign. I, uma gota quatro vezes ao dia; aplicação de Thuja.

Dia 12 de Janeiro: Muito melhor. Teve um desmaio em 31 de Dezembro, mas muito melhor no dia 2 e continuou assim. Intestinos um tanto difíceis. Nariz um pouco entupido; tem rubores. Repetir.

Dia 23 de Fevereiro. Diz que está ótima. Os pólipos são o pior de seus problemas. Está perdendo paladar e olfato; tem reumatismo no pé e no braço esquerdos.

Tratamento Thuja 3x, uma gota três vezes ao dia; repetir Thuja localmente, e Arsenicum Iodatum de noite e de manhã.

Dia 12 de março: Melhor; nariz melhor, saboreia melhor, tem pouca dor. Repetir.
Dia 12 de Abril: Tem nevralgia; nariz ótimo, esteve apta a perceber os cheiros na última quinzena.

Tratamento Spigelia I, uma gota quatro vezes ao dia.

Este caso esteve dois anos sob observação. A paciente veio, originalmente, por uma opinião, meramente, não esperando receber muito benefício, como sabia sofrer de doença do coração e considerar-se sem esperanças. Foi devolvida pelo tratamento à atividade e ao conforto, e eu atribuo o crédito principal ao Arsenicum Iodatum.
No caso que relatarei agora há menos espaço para dúvida quanto ao remédio que efetivou a cura, uma vez que o tratamento foi menos complicado.

Por uma curiosa coincidência este paciente também veio para ser tratado por pólipos. Caso 12. Extensiva doença valvular. Cura prática com Arsenicum Iodatum. Pólipos do nariz.
Mr. B., 26 anos de idade, marceneiro, um pouco abaixo do tamanho médio, porém bem-feito e bem nutrido, pálido, veio a meus cuidados em 26 de maio de 1883, por pólipos no nariz. Ele foi tratado com Thuja internamente e localmente, e recebeu muito

benefício, os pólipos diminuindo muito, em tamanho e deixando de lhe causar problemas. Ele continuou a me procurar a longos intervalos.

Dia 5 de maio de 1884. Queixou-se de que se sentiu doente, que estava deprimido, e sofria de tonturas. Ele atribuía isso a ter tido três raízes dentárias removidas sob anestesia perto do Natal.

Sem sons normais, todos substituídos por murmúrios, o próprio coração estando muito hipertrofiado. Dei a ele Arsenicum Iodatum 3x, dois grãos de noite e de manhã, após a comida, e continuei a aplicação de Thuja.

Dia 17 de maio, expressou-se como estando muito melhor, de maneira geral, e apresentou relatório semelhante, no dia 31.

No dia 28 de Junho a melhora era ainda mantida, mesmo não tendo ele tomado a medicação todo o tempo. Repetir.

Dia 28 de Julho ele estava completamente livre de quaisquer sintomas relacionados ao coração.

O primeiro (esquerda) gráfico do sphygmógrafo mostra o colapso Aórtico e o rebote. Os outros gráficos, tomados no mesmo dia, do lado direito, mostram esta peculiaridade menos marcada. Mais um sphygmograma foi tomado dia 26 de Julho, e o gráfico estava muito mais parecido com um gráfico normal. Os sons do coração permaneceram os mesmos.

Neste caso a constante melhora na condição do coração só pode ser atribuída ao Arsenicum Iodatum, já que este foi o único novo elemento introduzido no tratamento.

Dia 26 de Julho o gráfico acima foi tomado.

Caso 13. Doença da válvula Mitral. Grande debilidade, edema dos pés. Ação de Arsenicum Iodatum.

Uma senhora de 58 anos, alta, muito morena, lábios azuis, nervosa, consultou-me em Setembro de 1883. Desde seis meses de idade tinha estado sujeita à maleita. Havia se casado tarde, na vida, não tinha crianças e já era viúva a alguns anos, quando me procurou. Nunca teve febre reumática. Quinze anos antes tivera febre escarlate e inflamação dos pulmões. Sua respiração nunca mais foi boa, desde então, mas ela só percebeu dificuldade distinta por seis anos. Isto havia sido muito pior por dois anos. Uns poucos dias antes de consultar-me (17 de Setembro de 1883) ela teve um ataque de diarréia. Isto foi resolvido com conhaque, e imediatamente um "frio" sobreveio no peito, tosse dura e seca, incapaz de expectorar nada. Ela sente como se a traquéia estivesse torcida e atada e sofre com a dificuldade que experimenta como se tivesse "tosse-comprida". Sente-se muito fraca; não está apta a caminhar mais do que uma pequena distância, e absolutamente não, se há vento. O coração parece parar e vibrar. Às vezes tem um rápido desmaio, mas se recupera prontamente. Os pés incham perto dos tornozelos. Apetite pouco; intestinos confinados. Não há irritação perto da laringe ou da traquéia. Os sons do pulmão são mais fracos no Ápice esquerdo do que no direito. Há um ruído pré-sistólico.
Ela dorme deitada, de barriga para cima. Dorme mal na primeira parte da noite, entretanto, bem, perto do amanhecer.

Tratamento Digit. 0, uma gota uma hora antes de cada refeição, Arsenicum Iodatum 1, gl. 1-20, depois de comer.

Três dias depois ela estava muito melhor, lábios menos azuis, expectoração mais fácil. Muito melhor, de maneira geral. Não houve alteração no tratamento. Seu apetite melhorou, seu poder para caminhar voltou, e no 8 de Outubro ela se considerou muito bem.

Eu vou agora dar outro caso de doença Mitral.
Caso 14. Sofrimentos climatéricos de válvula Mitral contraída. Ação de Arsenicum Iodatum com outros remédios.

Emma F., 41 anos de idade, costureira, morena, pálida, nervosa, consultou-me em 5 de maio de 1883. Ela então queixou-se de dormência e formigamento em sua perna direita, e cãibras no pé direito; dormência no braço. Havia ação espasmódica da mandíbula, que fechava-se com um repuxão; (ela nunca tinha tido nada assim antes). Tinha grande dor no lado direito da cabeça e queimação no vértice; a face corava; ela tem dor nas costas ao despertar. Ela esteve adoentada desde o verão anterior, quando teve erisipelas e reumatismo crônico.
A dormência a havia incomodado por uma quinzena.

A língua estava limpa, intestinos regulares, pouco apetite, dormindo mal, menstruação não mais que duas vezes nos últimos doze meses. Pulso 102, pequeno. Queixou-se do coração e da respiração.

No exame encontrei um primeiro som de batida, indicativo de

estenose Mitral, no Ápice. Pulmões: Ápice direito expiração exagerada; Ápice esquerdo, respiração fraca.

Tratamento Arsenicum Iodatum 3x, dois grãos de noite e de manhã; Ign. 3, uma gota três vezes ao dia.

Dia 19 de maio. Sua condição mudou; agora tem dores por todo o corpo, pressão no alto da cabeça; palpitação.

Tratamento Arsenicum Iodatum, de noite e de manhã; Digitalis 1, uma gota três vezes ao dia.

Dia 20 de Junho. Melhor; sem dores no braço esquerdo; tem fagulhas diante dos olhos. Reumatismo; dor nas costas. Língua branca, intestinos muito confinados.

O sintoma "centelhas diante dos olhos", é forte indicação para Spigelia. Tenho visto efeitos similares ocorrerem em pacientes tomando Spigelia em alta potência.

Tratamento Spigelia 3, uma gota três vezes ao dia. Arsenicum Iodatum como antes.

Dia 4 de Julho. Melhor. Intestinos regulares (Tenho de novo e de novo percebido este efeito de Spigelia em aliviar constipação em pacientes cardíacos a quem o dei). Ela agora não tem fagulhas diante dos olhos, mas há muita dormência na perna e no pé direitos. Repetir.

Dia 21 de Julho. Ontem teve um mal ataque; sentia-se tonta; respiração está difícil. Tem muita flatulência subindo, intestinos confinados.

Tratamento Lycopod. 6, Spigelia.

Dia 25 de Setembro. Muito tonta, por momentos; flatulência muito incômoda; menstruação retornou. Repetir. No mês seguinte ela retornou queixando-se de dor através do lado esquerdo do peito, para a qual ela recebeu Bryonia 3, uma gota em água quatro vezes ao dia, sem nenhuma outra medicação. Na semana seguinte esta dor estava melhor, mas ela se queixou de uma tosse sufocante subindo pela garganta, deixando-a doente por momentos; a tosse veio de repente, enquanto conversava. Ela teve dormência perna abaixo, e os intestinos estavam um tanto confinados.
Tratamento Lachesis 6, Bryonia; a cada duas horas, alternadamente.

Depois disso ela continuou muito melhor de saúde até Janeiro do ano seguinte.

Dia 16 de Janeiro de 1884. Na última quinzena ela teve dor em torno do Sacrum, aparecendo entre 4 e 5 da madrugada, e impedindo-a de dormir depois disso. Ela treme toda, está deprimida; dor no lado da cabeça. Língua branca, lábios ressecados.
Tratamento Lachesis e Bryonia.

Dia 30 de Janeiro. A dor nas costas está melhor, mas o peito está dando mais trabalho. Isto acontece quando faz algum esforço.

Ela tem uma sensação rastejante sob a pele.
Eu agora retornei ao Arsenicum Iodatum, dando-o de noite e de

manhã e continuando Lachesis três vezes ao dia. O próximo relatório foi muito mais favorável, e a melhora foi constante e rápida até que encerrou as consultas em 15 de Abril.

Houve constante melhora, tanto nos sintomas do coração, quanto na condição geral, enquanto tomou o Arsenicum Iodatum na primeira ocasião, embora este nunca tenha sido dado separadamente, e consequentemente, a observação não é pura. Na segunda ocasião a melhora foi muito mais decidida, e aqui, como o paciente já estava tomando Lachesis quando posta no Arsenicum Iodatum, a aumentada rapidez da melhora pode, com toda justiça ser atribuída ao último. O caso estava complicado por sofrimentos do climatério, mas os sinais e sintomas de doença do coração eram inconfundíveis.

Caso 15. Constrição Mitral com dor anginosa. Arsenicum Álbum, Naja.

Emily T, 43 anos de idade, morena, pequena, dona-de-casa, foi vista primeiro em 31 de Maio de 1882, quando deu o seguinte relatório. Tem dor do lado esquerdo e braço esquerdo abaixo, tem tido isso por 3 ou 4 meses; isto apareceu primeiro oito anos atrás, então tomou o lado inteiro.

A dor é constante e não depende de esforço. Ela tem palpitação, mas só quando faz algum esforço. Ela sempre tem um pouco de tosse; muita expectoração de manhã, nenhuma à noite; tossir faz a dor piorar. Ela não pode levantar seu braço esquerdo.

A história da família dela é como segue. Seu pai morreu de velhice; sua mãe de tuberculose quando a paciente nasceu. Três de suas crianças e o marido morreram de tuberculose. A saúde da paciente nunca foi muito boa, mas não teve enfermidades severas. Uns poucos meses atrás ela teve dor do lado direito com vômitos, tirando as forças dela como dores de parto.

A língua estava branca, intestinos regulares, dormindo sem descansar. A menstruação cessou por três anos. Sofria de rubores; tinha dores no alto da cabeça e através dos olhos. Movimento alivia às vezes a dor nos braços; o braço incha às vezes. Exame do coração mostrou a existência de estreitamento da válvula Mitral. Bryonia e subsequentemente Spigelia falharam em dar alívio substancial.

Dia 28 de Julho. Braço não está nada melhor.

Eu agora dou a ela o Arsenicum Iodatum 3x, 2 grãos três vezes ao dia, e isto, como geralmente acontecia, breve falou beneficamente à saúde geral, causando alguma melhora na dor.

Dia 12 de Julho. Sentindo-se melhor de modo geral, dor não tão ruim assim, respiração também um tanto melhor. Repetir.

Sentindo-se melhor, não retornou por seis semanas.

Dia 23 de agosto. O braço tem estado melhor mas está doendo muito hoje. Repetir.

Dia 13 de Setembro. Braço melhor às vezes; por uns poucos dias esteve mal, ela o sente frio, a dor é contínua.

Tratamento Naja 6, a cada três horas. Arsenicum Iodatum 3x, de noite e de manhã.

O próximo relatório era de que o braço estava muito melhor. Repetir.

Este foi seu último atendimento. Neste caso a melhora foi iniciada por Arsenicum Iodatum, só, mas este não deu alívio completo; foi deixado para Naja completar.

É notável quão frequentemente doença do coração é encontrada em pacientes com forte história de tuberculose. Isto foi exemplificado no caso de Emily T. e também no que vou relatar agora. O poder de Arsenicum Iodatum para curar muitos casos de tuberculose pode responder por seu amplo escopo de ação em casos de doença do coração.

Caso 16. Incompetência Mitral. Dilatação do aurículo esquerdo, e hipertrofia do lado direito do coração.

Salomé B, 38 anos de idade, solteira, governanta, morena, lábios azuis, foi atendida no Hospital Homeopático de Londres, dia 30 de agosto de 1882.

Ela se queixou de que se sentiu doente de manhã, e teve dificuldade para levantar a cabeça do travesseiro. Dois anos antes ela teve "congestão do fígado" e agora se sente como naquela ocasião; ela tem uma dor forte do lado esquerdo, e está deprimida. Ela não consegue descansar e se sente fraca, especialmente quando caminha. Tem dor-de-cabeça através da testa e do alto da cabeça ao despertar. Língua limpa, apetite pouco, intestinos regulares, dorme mal, menstruação escassa, regular.

Ela nunca foi forte; sua mãe morreu de tuberculose; também um irmão e uma irmã. Seu pai está vivo, porém mal de saúde.

Exame. Tem cicatriz de glândula ulcerada, do lado direito da raiz frontal do pescoço. Pulmões: ápices limpos. Coração: batimento do Ápice não está visível, é sentido no quinto espaço três polegadas à esquerda do Esterno. Extensão vertical do coração começa no meio do segundo espaço. Extensão transversal no nível da quarta cartilagem costal estende-se uma polegada à direita e três à esquerda do Esterno. Na área Mitral há um suave ruído sistólico, ouvido algumas vezes no terceiro espaço. O segundo som é acentuado e ocasionalmente reduplicado na área Pulmonar.

Tratamento Arsenicum Iodatum 3x, de noite e de manhã; Digitalis 1, três vezes ao dia.

Na quinzena seguinte (13 de Setembro) ela foi atendida novamente.

Dia 13 de Setembro. A dor está um tanto melhor, assim como a palpitação; mas ela pegou um resfriado e, como é usualmente o caso com ela, quando se resfria, ela perdeu a voz. Repetir.

Dia 4 de Outubro. Melhor, de modo geral. Voz melhor. Ela reclama, contudo, que Digitalis a deixa doente; parece fazer seu coração palpitar. A palpitação e a dor estão piores que da última vez; ela tem dor nos cotovelos. Ela teve algum aborrecimento durante a semana.

Ignat. 1x, quatro vezes ao dia. Repetir Arsenicum Iodatum como antes.

Dia 25 de Outubro. Muito menos dor; menos palpitação. Ela tem a sensação de estar afundando, às vezes.

Este foi seu último atendimento. Havia uma grande melhora em sua condição geral como também nos sintomas especiais. Eu atribuo o principal crédito por isso ao Arsenicum Iodatum. Estou inclinado a acreditar que a paciente estava certa ao atribuir a agravação de seus sintomas ao Digitalis, e certamente sua substituição por Ignatia foi seguida por melhora muito marcante.

Reumatismo e Coreia (distúrbio do movimento) são causas frequentes de doença do coração. No próximo caso a relatar havia uma história de epilepsia e gagueira (que é uma condição coreíca) antes do ataque do coração.

Caso 17. Constrição Mitral em paciente previamente epilético. H. S. 14 anos de idade, garoto-de-recados, olhos escuros, cabelos claros. Este paciente foi tratado por mim em 1882, da epilepsia. A única medicação que ele recebeu foi Stramonium 3. Eu não o vi de novo até Janeiro de 1884. Eu então soube que ele não teve mais nenhum ataque desde seu atendimento anterior. Ele gaguejava fortemente. Havia sido o caso desde seus três anos de idade. Aconteceu durante a dentição.

Dia 25 de Janeiro de 1884. Ele agora se queixa de dor no coração e de estar fraco e nervoso. Se ele respira forte a dor o pega e ele tem que lutar para respirar. A dor é afiada, beliscada e constante. Ele fica sem fôlego ao subir escadas. Tudo isso começou nove meses atrás, a dor precedendo a dificuldade para respirar. Apareceu de repente; ele estava correndo para seu trabalho e a dor o parou. Língua branca; intestinos regulares; dorme bem. Sempre tem dor-de-cabeça acima do olho esquerdo.

Auscultando-o sobre o batimento do Ápice, a característica batida de Mitral obstruída. Havia um zumbido venoso fraco, no pescoço. A ação do coração não era regular. O pulso estava muito pequeno.

Tratamento Arsenicum Iodatum de noite e de manhã, e Digit. 1, uma pílula três vezes ao dia.

Ele voltou em uma quinzena, sentindo-se muito melhor. Teve apenas dois ataques de dor-no-coração, em quinze dias. Sua gagueira estava um tanto pior. Recebeu novo suprimento de remédios.

Vou relatar agora um caso de afecção do coração, de natureza gotosa.

Caso 18. Coração fraco e irritável em pessoa gotosa. História de muita tensão; ação de Arsenicum Iodatum.

A paciente era uma senhora, de 66 anos de idade, pequena, muito forte, corada. Quando criança era delicada; na vida adulta a saúde era boa, exceto por ela sofrer, quase constantemente de nevralgia supraorbital. Ela havia vivido alguns anos na Índia, e tido muito boa saúde exceto por alguns ataques de febre muito leves, que pareciam aliviá-la das dores nevrálgicas. Em 1854 ela teve cólera em Edimburgo. Tinha sido uma grande andarilha.

Em 1884, quando ela me consultou, fiz as seguintes anotações: Tem concreções gotosas em torno das juntas das mãos, e seus pés estão deformados da mesma forma. Sua doença atual data de seis anos atrás; ela estava escalando uma colina, na Escócia, e sentiu, na ocasião, que havia exagerado; ela pensou que nunca mais recuperaria seu fôlego outra vez; desde então, nunca mais respirou normalmente.

Depois disso ela teve um resfriado e tosse por seis semanas; é incomum para ela se resfriar. Ela adora ar e janelas abertas. Quando a vi ela tinha tido um resfriado na cabeça; isso havia deixado a cabeça e ido para o peito. Ela reclama de grande dispnéia durante a noite, e assobio no peito, que a mantém acordada; tem uma sensação em torno do coração como se alguma coisa a estivesse beliscando lá; isso está confinado a uma área de 5 ou 6 centímetros; então ela se sente como se estivesse morrendo, mas se recupera se fica calma e quieta. Algumas vezes ela tem uma sensação de estar cheia, como se alguma coisa no peito fosse explodir. Esforço ou preocupação trazem a tosse. Não há inchaço nos pés. Pouco apetite. Encontrei leve chiado aqui e ali, nos pulmões.

Examinando seu peito, encontrei o segundo som do coração acentuado em todas as áreas, o primeiro som muito fraco exceto no Ápice; não havia ruído.

Eu lhe dei Carbo v. 6, a cada três horas, por três dias, e houve considerável melhora, que, contudo, não se manteve. Eu então lhe dei Kali carb. 6, uma hora antes das refeições, e Arsenicum Iodatum 1, gr. 1/10, em água, imediatamente após comer. A melhora foi marcante e rápida; ela pôde se movimentar com mais conforto, e o apetite melhorou. Quatro dias depois disso eu lhe dei o Arsenicum Iodatum 3x, 1 gr. três vezes ao dia, depois de comer, só.

Ela continuou muito melhor e estava apta a deixar a cidade pouco depois.
Muito recentemente (1894) eu soube por uma filha desta paciente que ela morreu alguns anos atrás, de câncer no seio esquerdo.

Desnecessário dizer, há muitos casos que não são perceptivelmente influenciados pelo Arsenicum Iodatum. Homeopatia tem específicos para pacientes, não para doenças, de modo que uma estrita atenção para a sintomatologia é a única regra segura neste como em todos os departamentos de nossa arte, como o próximo caso a ser relatado exemplificará.

Caso 19. Coração imensamente aumentado e deslocado; doença valvular; indigestão. Grande alívio com vários remédios.

É notável quão frequentemente pacientes cardíacos se queixam, mais do que de qualquer outra coisa, de indigestão. Era a principal coisa de que o paciente James T. se queixava antes do ataque que o trouxe a meus cuidados. Era o problema principal em dois dos casos ainda a mencionar. No caso que vou relatar agora, o da Sra. W, uma octogenária, a mais estrita atenção às regras de alimentação foi necessária para mantê-la em conforto. Cuidei dela através de uma variedade de doenças, dor de garganta diftérica, bronquite em várias ocasiões, gripe com bronquite, problemas urinários menores e psoríase. A condição do coração dominava tudo. Havia grande inchaço do pé, que variava de grau em diferentes ocasiões. Mas seu problema principal era indigestão e flatulência; à menor transgressão era certo que seria visitada por um "ataque" nas primeiras horas da manhã. O "ataque" era uma sensação de desmaio, de que ela estava "indo", dor violenta na região do Ápice do coração, grande opressão, os sintomas sendo aliviados após um tempo maior ou menor por um copioso fluxo de urina descolorida. Toda vez que eu era chamado a ela em um destes ataques ela pensava que estava morrendo, e ficava quase brava comigo porque eu me recusava a confirmar seu prognóstico e a pronunciar o Viaticum.

Esta paciente havia sobrevivido a um número de doenças, inclusive uma pleurisia de lado direito muitos anos antes, que a tinha deixado com um pulmão encolhido, coluna vertebral curvada e um deslocamento do coração para a direita. O coração estava grandemente hipertrofiado, e havia murmúrios a ouvir em todo orifício, um Aórtico duplo, alto sistólico na Mitral e na Tricúspide. A ação do coração estava muito irregular, as artérias duras e tortuosas.

Aurum Metallicum na 30a ou 1m deu pronto alívio a este sentimento de morte iminente e a manteve reconciliada com a vida por longos períodos de cada vez.

Kali carb. nas mesmas potências deu a ela grande ajuda quando os ataques vieram entre 2 e 5 da manhã, e quando havia uma tosse com agravação a estas horas. Depois de um ataque, quando havia muita palpitação e dificuldade para respirar, com desconforto no coração, Baryt. Carb. 5 e 30 aliviou-a muito. Em cursos ocasionais destes remédios ela foi mantida em saúde tolerável por longos períodos. Quando eu a comecei a tratar, lhe dei o Arsenicum Iodatum com algum benefício; mas não foi nem de perto tão marcante quanto aqueles dos mais definitivamente indicados remédios em altas potências. Aurum 1m (Boericke & Tafel, ou F. C.) teve a mais pronta ação quando a sensação de morte iminente estava marcante.

Vou colocar ao lado deste caso um outro de coração extensivamente danificado em paciente idoso, no qual praticamente não havia sintomas referentes ao coração propriamente, e consequentemente não pedia tratamento especial.

Caso 20. Coração e artérias extensivamente danificados plenamente compensados e não dando origem a sintomas.

Um robusto octogenário, Andrew M., veio a meu consultório no Hospital Homeopático de Londres, no verão de 1882, queixando-se de dores reumáticas em várias partes do corpo.

Dois anos antes ele estivera de cama por cinco semanas com febre reumática, e por um curto tempo depois disso ele teve dificuldades para respirar ao subir escadas, mas isso havia passado, e não se incomodou com nenhum sintoma cardíaco desde então.

Seu pulso irregular, afiado e duro, e duras e tortuosas artérias me disseram logo, que o dano havia sido feito. Aqui estão dois de seus sphygmogramas, pressão 4 onças.

Exame do coração mostrou o seguinte:

Havia visível pulsação nas carótidas, o batimento do Ápice estava no quinto interespaço, 3 1/2 polegadas à esquerda do Esterno, e a extensão transversal do coração estendia-se de 1/4 de polegada à direita do Esterno a 4 polegadas à esquerda.

Nota do tradutor: traduzi algumas vezes como "extensão transversal" o que o Dr. Clarke refere como "abafado transversal", querendo mencionar o som abafado que a percussão dos dedos, durante o exame, provoca na área preenchida pelo coração, em contraste com aquele, mais claro, que emana da área vizinha, que o coração já não ocupa.

Vale o mesmo para "estensão vertical" e "abafado vertical". Inicialmente não soube como compartilhar estas nuances com o leitor. Fim da nota.

Abafado vertical começava na borda inferior da terceira costela.

Não havia ruídos audíveis, mas no Ápice estava o peculiar primeiro som de batida que indica estenose Mitral, este sendo seguido por um afiado segundo. Sobre as áreas Aórtica e Pulmonar o primeiro som era inaudível, o segundo sendo afiadamente acentuado, a acentuação sendo mais marcante na área Aórtica. Um segundo som exagerado significa aumento da pressão posterior sobre o coração, e no caso da válvula Aórtica, é geralmente o prelúdio para incompetência Aórtica e regurgitação. Quando a Aorta foi afetada, ou por inflamação aguda, como nas febres, ou por degeneração crônica, esta perde uma certa parte de sua elasticidade, e se torna permanentemente dilatada sob a força dos batimentos do coração. Quando isto aconteceu, o rebote da coluna de sangue depois do sistólico é mais repentino, e produz a acentuação do segundo som na área Aórtica, assim como acontecia neste caso. O defeito era compensado por hipertrofia.

Os sintomas reumáticos gradualmente cederam sob Bryonia e Colchicum, e finalmente, Pulsatilla 3, que fez mais por ele que qualquer outro remédio. Esta removeu, depois que os outros remédios falharam, inchaço, dor e dormência das mãos através das juntas metacarpais, piores de manhã ao levantar, e o deixou praticamente bem. Os únicos sintomas que ele teve durante o tratamento referente ao coração foram tontura temporária e zumbido nos ouvidos.

Neste caso não julguei necessário alarmar o idoso paciente explicando-lhe a condição de seu coração, como eu acreditava que este lhe duraria tanto quanto o resto do corpo.

Agora darei as particularidades de um caso que inicialmente veio a meus cuidados como se fosse de indigestão.

Caso 21. Doença Mitral com ataques de síncope. Ação de Ignatia. O Sr. J. W. Um vendedor que trabalhara em minha vizinhança, consultou-me ocasionalmente por uma "indigestão" que o incomodava de vez em quando. A primeira vez foi em Fevereiro de 1888, ele contando então 38 anos de idade. Os sintomas da indigestão eram peso no epigastrium após comer, irritação à pressão, e sonolência após refeições. Estes sintomas foram rapidamente removidos por Bryonia. Ele também sofria frequentemente de dor-de-cabeça, aperto no peito, dor entre os ombros, e às vezes uma tosse. Seu pulso era um tanto frequente, mas não havia nada suficientemente notável sobre isso, para fazer-me suspeitar de nada errado com seu coração.

Dia 13 de Abril de 1889, fui convocado para vê-lo com a maior urgência. Após um bocado de preocupação, ele havia sido sùbitamente acometido por violenta palpitação e desmaio, e quando o vi ele estava num desmaio, como morto, pálido, com lábios púrpura e geladamente frio; de fato ele estava numa muito grave condição de síncope cardíaca; o pulso estava lento e fraco. Examinando seu peito, encontrei o coração aumentado, e um ruído sistólico Mitral presente. Pus em sua língua uma dose de Ignatia 1m (Boericke and Tafel) e o repetí frequentemente, e ele logo recuperou-se o suficiente para habilitar-me a levá-lo para casa em um carro de aluguel, porque ele estava em seu local de trabalho na hora do acometimento. Examinando-o mais, em sua casa, percebi que o ruído sistólico, que era leve, era audível sobre o Ápice, e também sobre o Aurículo esquerdo. A condição era de incompetência Mitral, com hipertrofia.

Eu soube agora que algum tempo atrás ele percebeu uma dificuldade para respirar ao subir escadas, e três meses antes sentiu-se fraco, de repente, e foi obrigado a sentar-se. Continuei com Ignatia, e devo dizer que sempre, desde aquele tempo o remédio tem sido um amigo muito bom para meu paciente. Ele nunca vai a lugar algum, sem um frasco de pílulas da droga na mesma potência, e sempre que tem qualquer sensação de fraqueza relacionada ao coração, seja induzida por preocupação ou por esforço excessivo, umas poucas doses rapidamente o deixam bem. Ele nunca mais teve um ataque completo, de novo. Ele é louro, e de um temperamento muito sensível, e facilmente afetado por preocupações, mas ativo e muscularmente forte.

Para retornar agora a meu diário:

Dia 14 de Abril. Teve um ataque leve de noite, depois de conversar. Sonhou muito, de noite. Fôlego curto ao subir as escadas; sente a cabeça clara; os pés, mais frios. Continuar Ignatia.

Dia 16 de Abril. Dor de cabeça no ocipício; sensação de vibração do lado esquerdo do peito. Tremor de fraqueza após andar; um pouco de febre; muita flatulência para baixo; sede; lábios secos. Arsenicum 1m a cada duas horas. Ignatia se requerida.

Dia 17 de Abril. Foi caminhar ontem, mas não pôde ir longe. Sonhou muito, a noite toda, sonhos confusos. Língua branca; ainda sedento; intestinos um tanto confinados; dor-de-cabeça ocipital ao caminhar; tremor no coração. Repetir.

Não preciso seguir o caso dia a dia. Houve outro ataque leve, no dia 20, mas no fim do mês o paciente estava apto a retornar a seu trabalho. Ele tinha ocasionalmente dores "cavando" no seu lado esquerdo, e às vezes uma dor afiada, e a dor-de-cabeça continuava problemática. Uma vez ele a descreveu como "um peso flutuante" no alto da cabeça. Isso foi resolvido por Act. rac. 1. Dia 8 de maio queixou-se de sentir um peso no epigastrium depois de comer, sensação de afundar, depois de jantar, e constipação. Recebeu Sulph. 30, uma pílula três vezes ao dia. Depois disso ele estava praticamente bem, Sulphur e Ignatia sendo os principais remédios que ele requeria.

Cedo, no ano seguinte, ele teve Influenza, muito fortemente, com pneumonia e pleurisia do lado esquerdo. O coração não foi diretamente envolvido. O ruído era ouvido, ainda que levemente. Sulphur foi seu remédio principal, nesta ocasião. Atualmente ele está em muito boa saúde. Se ele se sobrecarrega, especialmente quando a trabalhos em grandes alturas, como nos telhados das casas de Londres, eu lhe recordo de que tem um coração. Examinei seu peito bem recentemente, e encontrei esta condição:

Batimento no Ápice não é percebido. Área do abafado cardíaco estende-se 2 1/2 polegadas à esquerda da borda do Esterno. Nas áreas Pulmonar e Aórtica o primeiro som é suave; na área Mitral nenhum ruído é ouvido, mas o primeiro som é impuro. Isto mostra que a válvula Mitral foi trazida de volta à competência, embora não a seu estado normal. O som afiado e claro do fechamento das válvulas saudáveis está faltando.

Este paciente nunca teve febre reumática, ou qualquer outra doença a que o estado de seu coração pudesse ser atribuído. Ele sempre foi moderado. Onze anos atrás quase morreu atingido na cabeça por um tijolo caído de uma construção; mas esta é a única doença com consequências, de que se recorda.

O sphygmograma abaixo foi tomado dia 21 de março de 1893, pressão de 3 1/2 onças.

Os casos apresentados, escolhidos dentre muitos outros, irão, acredito, bastar para provar que doença valvular do coração é frequentemente curável sob tratamento homeopático; e quando as válvulas estão além do reparo e o equilíbrio do órgão perdido, muito pode ainda ser feito pela homeopatia para dar poder ao coração e restaurar seu equilíbrio.

Capítulo 4. A ação de Thyroidin em doenças do coração.

A escola alopática de medicina tem muito a aprender em matéria de dosagem. Invariavelmente começa pelo fim errado da escala. A recente introdução de preparação da Glândula Tireóide do carneiro fornece disto um exemplo. Estas várias preparações, que têm recebido o nome genérico de Thyroidin, sendo em natureza, praticamente idênticas, foram ministradas primeiro em tão massivas dosagens, que um grande número de efeitos patogênicos foram produzidos, e, entre outros, em muitos casos, desmaios fatais. Uma relação destes efeitos foi feita por mim, e será encontrada registrada no volume XXIX (1894) de Mundo Homeopático.

Do número de Junho (pg. 254) transcreverei os sintomas relativos ao coração e à circulação produzidos em casos de super-dosagem alopática, e também alguns sintomas curados.

Coração e circulação. Tentando caminhar para cima em uma colina, morreu sùbitamente de falha cardíaca. 1

Inclinando-se para calçar os sapatos, ela desmaiou e morreu em meia hora. 1

Dois desmaios. 2
Um paciente mostrou extraordinários sintomas após a injeção,

ficando muito pálido primeiro, e depois preto-zulado.

(Degeneração do músculo cardíaco em animais.) 4

Aumento da média de pulsações. 5

Um murmúrio cardíaco sistólico ficou mais fraco depois do tratamento, do que antes.

Queixou-se ocasionalmente de uma sensação de desmaio, não ocorrendo particularmente depois das injeções. 8

Sensações de fraqueza e náusea. 8

Frequentes ataques de fraqueza. 8

Palpitação ao se inclinar. 9

Pulso 64, regular, compressível. 9
Em uma ocasião, depois de submeter-se a esforço maior do que havia feito por um longo período, previamente, ela de repente ficou extremamente sem fôlego e pálida, e sentiu-se como se estivesse morrendo. Descanso reclinada e a pronta administração de estimulantes a recuperaram, mas parece que ela escapou por pouco do destino de dois dos pacientes do Dr. Murray. 10

Pulso subiu a 112. 16

Taquicardia. 17, 23

Síncope fatal. 18

Fraqueza da ação do coração. 29

Taquicardia e rápida excitabilidade do coração persistindo por muitos dias depois que cessou o uso do remédio. 18
Relaxamento das arteríolas. 18

Em Lupus na face, calor e aparência vermelha e irritada removida. 27

Morte, com todos os sintomas de Angina Pectoris. 18

Pulsação rápida, com dificuldade para ficar na cama. 21

Sensação de pulo no coração. 21

Febre. Rubores, com náusea.

Rubores, com perda da consciência.
Pele tornou-se muito lívida e depois negro-azulada. 3

Face ruborizada. 5

Aumento da temperatura, 100 graus F. 5

Profusa transpiração ao menor esforço. 6

Sempre sentiu-se quente, e teve uma sensação de adoecimento

após as injeções. 7

Sentiu-se melhor e mais quente. 11

Ruborização da parte superior do corpo e dores nas costas. 11

Temperatura nunca passou de 99 e ela sentiu-se febril e sedenta. 13

Daí podemos ver como é poderosa a ação desta droga, que acredito que pode adequadamente ser chamada de sarcódio, no coração e na circulação. Se os alopatas consentissem apenas aprender o método homeopático de atenuar drogas, evitariam todos os riscos de super-dosagem fatal que eles, ou melhor, seus pacientes têm que correr sempre que um novo remédio é introduzido. De qualquer modo pertence à homeopatia a abençoada função de corrigir para o bom proveito da humanidade alguns dos erros cometidos pela alopatia. Para o homeopata todos estes violentos sintomas cardíacos marcam o remédio como um grande remédio para o coração, e eu vou agora apresentar uns poucos casos nos quais estive apto a usar esta indicação de forma proveitosa.

A primeira paciente para quem a prescreví foi uma jovem mulher com uma história altamente neurótica, apresentando todos os sintomas de incipiente "Doença de Graves" ou Bócio Exoftálmico.

Havia proeminência dos olhos, aumento da glândula Tireóide, e rápida ação do coração (taquicardia) junto com muita dor no coração e incapacidade de dormir deitada na cama. Este era um destes casos desgastantemente neuróticos em que há uma grande quantidade de sofrimento sem nenhuma mudança orgânica séria. O sofrimento é perfeitamente real, mas a paciente é anormalmente sensível, e frequentemente imaginativa, e geralmente ganha pouca simpatia de seus atendentes médicos.

A ação de Thyroidin foi muito satisfatória neste caso, e a potência usada, a 3a decimal , i.e. 1/1000a de um grão do extrato de Tireóide para cada grão da preparação, mostrou quão desnecessária é toda a super-dosagem alopática.

Darei agora a história do caso conforme escrita para mim pelo então médico residente, Dr. Lambert.

Caso 22. Dor no coração, com taquicardia, e sintomas de Bócio Exoftálmico em pessoa neurótica. Cura com Thyroidin.

Eleanor N., 17 anos de idade, foi admitida ao Hospital Homeopático de Londres, sob Dr. Clarke, dia 10 de Outubro de 1893. Ela havia sempre sido muito nervosa e tinha tido Coréia, e sofreu muito de palpitação.

Desde o Natal de 1892, ela havia tido ataques de epilepsia histérica, os quais, inicialmente, seguiram a um resfriado. No começo chegava a ter sete ataques em um dia e os ataques voltavam diariamente. A frequência dos ataques diminuiu, até que, recentemente eles têm ocorrido unicamente antes do período menstrual. Os ataques costumavam durar meia hora, e eram precedidos por inchaço dos membros e do rosto, o que às vezes acontecia sem o ataque subsequente. Ela costumava morder a língua, nos ataques.

Além destes ataques ela se queixava de dores nas pernas, nas costas e na cabeça, a dor-de-cabeça sendo ocipital, e no alto da cabeça; também de que sua garganta inchava, às vezes, de modo que ela precisava afrouxar as roupas. A menstruação estivera ausente por quatro meses, até à última vez, que foi excessiva. Ela sempre tinha dores, naquela época, especialmente na região ovariana esquerda, que era sempre sensível à pressão.

Sua história de família era boa com a exceção de que um irmão era epilético.

Na admissão ela estava em um baixo, triste estado mental, evidentemente muito neurótico. Seus olhos estavam olhando fixamente e proeminentes. Os sons do coração eram fracos, mas não havia ruídos. Pulso 120.

Suas pernas estavam tão fracas que não podia ficar em pé.

Não havia grande aumento da glândula Tireóide. Mas havia distinto inchaço do pescoço.

Ela dormia mal, e costumava, antes da admissão, tomar hipnóticos regularmente. Os intestinos estavam sempre constipados, e as fezes duras e dolorosas. Sulph. 30 foi dado a cada quatro horas, e dia 14 Lachesis 12 o substituiu, e ela melhorou um pouco, e dormiu decididamente melhor. Em 18 de Outubro Sac. Lact. foi dado e continuado até dia 25. Crocus 30 foi então prescrito na indicação "uma sensação de pulo no coração". Foi continuado até 1° de Novembro, mas não removeu o sintoma.

Até este ponto houve certamente melhora na condição do paciente, mas muito lentamente. Ela ainda tinha frequentemente dor-de-cabeça e um pulso rápido, e suas pernas estavam muito fracas, ainda que com ajuda ela se levantasse todos os dias. Ela estava dormindo bem mas precisava de vários travesseiros, porque não podia dormir deitada. Os intestinos nunca funcionavam sem ajuda. Ela foi agora posta sob Thyroidin 3x, gr., três vezes ao dia, e daquele momento em diante a melhora foi marcante. Dia 4 de Novembro ela pôde dormir deitada. Dia 15 de Novembro ela pôde andar melhor, mas não sòzinha. Dia 29 de Novembro a dor-de-cabeça havia passado, e ela estava melhor em todo sentido. Dia 6 de Dezembro ela pôde andar só e muito bem, e os intestinos funcionaram normalmente por primeira vez, e continuaram a fazê-lo inicialmente a cada dois dias, e então todo dia, sem nenhum problema.

Sua condição mental também estava marcantemente melhorada, e a proeminência dos globos oculares desapareceu. Foi mantida no hospital para prevenir recaída, e antes do Natal estava perfeitamente bem.

Vou em seguida relatar um caso de consultório particular em que os sintomas exoftálmicos estavam mais completamente desenvolvidos. Thyroidin numa potência mais forte atuou muito prontamente, até aliviando sintomas inflamatórios agudos induzidos por um ataque intercorrente de influenza.

Caso 23. Hipertrofia com taquicardia, e ataques de angina pectoris. Ação de Thyroidin.

Senhorita C., 35, tem estado sob meus cuidados ocasionalmente por vários anos. Ela tinha uma história de família muito ruim, quase todos os membros da família de sua mãe tendo morrido de repente de doença do coração. Na idade de 13 anos a paciente teve escarlatina, seguida por inflamação de um de seus ouvidos; algum osso do processo mastóide saiu do lugar. Ela tornou-se surda até pegar Influenza, durante a qual ela teve outro ataque de inflamação o qual teve o efeito de restaurar perfeitamente sua audição daquele lado. Aos 17 anos ela sofreu de amígdalas inchadas e as teve removidas.

Mais tarde ela sofreu de glândula Tireóide aumentada e ataques de palpitação. Em 1891 ela teve Influenza, o que a deixou vulnerável a palpitação, ao menor esforço. Em Setembro deste ano ela teve um pulso de 120, ataques de dor no lado esquerdo, com sensações como se o coração fosse explodir para fora do peito. Deitar sobre o lado esquerdo estava impossível. Não havia ruídos ou evidência de qualquer afecção das válvulas do coração. Sob Spongia 30 ela melhorou deste ataque.

Em Dezembro de 1893, um choque emocional - a súbita morte de sua mãe de doença do coração - de novo trouxe um ataque de dor e palpitação, este foi seguido por outro agudo ataque de influenza, com dores por todo o corpo, especialmente pés e tornozelos. Algumas vezes os ataques de palpitação viriam no meio da noite, compelindo-a a saltar da cama.

Exame do coração mostrou que estava grandemente aumentado. A área de percussão abafada estava muito aumentada; o batimento do Ápice estava muito à esquerda de sua posição normal. Havia irritação sobre o batimento do Ápice, e este era o local da dor. Nenhuma evidência de envolvimento de válvula. Glândula Tireóide distintamente aumentada; olhos não particularmente proeminentes. Quando os sintomas reumáticos da influenza cederam, sobreveio inflamação do ouvido. A paciente sofreu dores excessivas que os remédios usuais não aliviaram muito; a dor vindo em paroxismas, e durante algumas horas, piorando da 1 às 5 da manhã.

O ouvido começou a descarregar livremente.

Levando em conta seu estado geral, o aumento da Tireóide, dor no coração, palpitação, e ondas de calor das quais a paciente sofria, prescreví, dia 17 de Fevereiro Thyroidin 30, uns poucos glóbulos dissolvidos em água; uma colher-de-chá a cada duas horas.

Depois de cinco doses ela perdeu as dores completamente, e pela primeira vez dormiu uma noite inteira. Na noite seguinte ela teve alguma dor, mas não começou até 7 da manhã. Pulso mais tranquilo.

Dia 21 de Fevereiro. Dor-de-ouvido muito forte, noite passada.

Tratamento Puls. 30 a cada duas horas.

Dia 22 de Fevereiro. Sem dor, de noite, teve alguma durante o dia. Repetir.
Dia 23 de Fevereiro. Dor-de-ouvido a noite toda; alguma descarga; pior em quarto quente.

Voltei ao Thyroidin, agora de hora em hora.

Dia 25 de Fevereiro. Ouvido melhor; teve dor por três horas na noite do 23, mas não mais, desde então.

No dia 27 o coração estava muito problemático de novo. Estava na hora do mênstruo, mas não veio; ela tinha uma sensação como se o coração parasse. Dei Pulsatilla de novo, e depois, Psorinum, mas sem muito alívio; e dia 3 de Março, eu voltei ao Thyroidin, que aliviou o coração de uma vez.

A menstruação veio no mesmo dia. Desde então o coração incomodou muito pouco à paciente, e quando ela o sentiu, umas poucas doses de Thyroidin bastaram para pô-lo em ordem outra vez. Aqui está um caso agudo ao qual já aludí no capítulo 2.

Caso 24. Aguda afecção valvular do coração com severa dor no órgão. Ação curativa de Thyroidin.

Sydney C., 24 porteiro, louro, temperamento sangüíneo, aspecto robusto, foi admitido ao hospital em 15 de Novembro de 1893. Três ou quatro anos antes ele tinha tido pleurisia. Ele é sujeito a ataques de pleurisia sempre que se resfria. Três meses atrás ele ficou doente com dores por todo o corpo, principalmente nas suas juntas; desde então tem estado inapto para o trabalho. Na admissão queixou-se de dores na região do coração, como se o órgão estivesse sendo espremido; severas dores-de-cabeça, intensas dores na testa e no alto da cabeça principalmente, às vezes também no ocipício. Dor queimando do lado esquerdo das costas, pior depois de beber; também em torno de meia hora depois de comer, dor do lado esquerdo do epigastrium, como se a comida engatasse ali. Dor intensa através da região cardíaca e sob o ombro esquerdo. Inclinando-se e levantando, dor através da região lombar.

Apetite bom; tem muita flatulência para cima; refluxo, muito azedo aparece pouco depois de beber.

Intestinos regulares via-de-regra.

Tem palpitação, principalmente à noite, causada por qualquer leve ruído. Ortopnéia: se se deita sobrevém a sensação de coração apertado. Dispnéia a qualquer esforço.

Estado do coração. Batimento do Ápice visível no quinto espaço na linha do mamilo. Impulso fraco. Ruído sistólico ouvido na área Aórtica, e ao longo de todo o Esterno e na região Tricúspide. Segundo som fraco. Murmúrio sistólico Mitral, suave, soprando muito fraco.

Erupção de acne no lado esquerdo do peito. Pupilas ambas muito dilatadas. Urina alcalina, sem albumina, copiosos fosfatos. Tratamento Cactus 30 a cada quatro horas.

Exames posteriores do coração deram os seguintes resultados: Dia 22 de Novembro. Ruído sistólico não tão alto na área Aórtica quanto na área Auricular esquerda.

Dia 27 de Novembro. Sem ruído Aórtico ouvido hoje, sem ruído Mitral, ambos os sons indistintos.

Dia 30 de Novembro. Sistólico fraco ouvido na região Pulmonar; primeiro som muito impuro na área Mitral, inaudível na Aórtica.

Dia 14 de Dezembro. Primeiro som muito fraco; inaudíveis nas áreas Aórtica e Pulmonar.

Este foi o último exame feito. O ataque foi de uma natureza reumática, envolvendo o coração, e complicado com indigestão flatulenta.
Aparentemente de outro paciente na mesma ala, com febre, tosse, dor nas costas e dor-de-cabeça, suas outras dores sendo intensificadas ao mesmo tempo.

Dia 4 de Dezembro. Flatulência muito forte durante a noite, causando muita dor no peito.

Tratamento Carbo veg. 12, a cada duas horas durante a noite.

Depois disso ele dormiu melhor, e esteve livre da indigestão por alguns dias; mas ainda havia um bocado de flatulência e acidez; e palpitação o despertando de noite.

Dia 27 de Dezembro, guiado principalmente por persistente rapidez do pulso, e fraqueza da qual ele frequentemente se queixava ao acordar, eu o pus no Thyroidin 3x, gr. três vezes ao dia.
As dores no coração cederam rápido, mas a flatulência continuou, e eu dei Carbo veg. quando requerido, além do Thyroidin.

Dia 30 de Dezembro. Pulso diminuiu muito em frequência. Ele está melhor, exceto pela flatulência.

Tratamento Carbo an. 12. Paro Thyroidin.

Dia 3 de Janeiro de 1894. Flatulência melhor. Dor sob o coração de novo, e no lado esquerdo.

Repetir Thyroidin.

Dia 5 de Janeiro. Melhor do que tem estado por um longo período. Menos flatulência. Ainda refluxo azedo.

Dia 6 de Janeiro. Nenhuma dor. Flatulência melhor.
Dia 10 de Janeiro. Flatulência problemática de novo. Pulso 84.

Tratamento Carbo an. 12.

Dia 13 de Janeiro. Flatulência melhor.

Dei-lhe alta, praticamente bem, dia 15 de Janeiro. O Thyroidin teve efeito mais marcante em seu problema cardíaco do que qualquer outra medicação dada, e não tenho dúvidas de que grandemente acelerou a recuperação do paciente. Ele estava muito bem, o bastante para retornar ao trabalho quando ele deixou o hospital.

Capítulo 5. Palpitação e desmaios.

De todos os sintomas relacionados ao coração, o mais comum é indubitavelmente palpitação. É um frequente acompanhamento de real doença do coração, mas é seguro dizer que nove em dez casos em que ocorre não há identificável alteração estrutural do órgão propriamente dito.

A frequente, forçada e frequentemente dolorosa pulsação do coração vindo em paroxismas depende de um distúrbio no controle nervoso do órgão. É ocasionado, como é bem sabido, por uma variedade de emoções, por esforço excessivo, por hábitos prejudiciais, por demasiada indulgência com tabaco e café, por abuso de remédios e vestimentas inadequadas.

Neste capítulo não considerarei aqueles casos nos quais palpitação ocorre como um resultado de doença orgânica, nem aqueles, tratados no capítulo precedente, nos quais esta forma um dos fenômenos de Bócio Exoftálmico, ou a condição chamada "Taquicardia" (coração acelerado) onde é uma característica permanente. Incluirei aqui só aqueles casos onde há uma tendência para ataques à menor provocação, e aqueles em que os ataques parecem vir sem qualquer provocação, seja como for.

As mulheres são muito mais vulneráveis a esta forma de distúrbio cardíaco do que os homens e as épocas em que isto é mais problemático são a puberdade e o climatério. Não há dúvidas quanto a que a diferença na organização e no temperamento dos sexos tem muito a ver com isto, mas há um outro fator que é responsável por um vasto número de sofrimentos cardíacos de mulheres e este é a vestimenta. Tão logo começam a crescer, as garotas são compelidas a usar corpetes, os quais, se não restringem os movimentos da parte inferior do peito, impedem o próprio movimento da parede do peito e dificultam desenvolvimento adequado. A natureza fez as costelas inferiores livres para expandir e dilatar com as exigências da respiração; estilistas subverteram isso com uma parede rígida. Os pulmões não dispondo de espaço para seu movimento natural pressionam o coração e incomodam sua ação. Não tendo onde se dilatar, se recupera da ação ineficiente acelerando e assim há um ataque de palpitação toda vez que demanda inusual é feita ao coração e aos pulmões. Nem precisaria acrescentar que uma boa refeição aumenta ainda mais a compressão.

A figura de uma mulher demanda um estilo de vestimenta um tanto diferente da que um homem demandaria, mas a parte sobre a qual a pressão tem que ser posta são os quadris - a parte que se encaixa para fora, da crista do osso do quadril, para a proeminência do osso da coxa (Trocanter Maior) sobre a junta do quadril.

Nenhum montante de pressão pode causar dano ali. Mas as costelas livres devem ser deixadas livres, e corpetes deveriam ser feitos de algum material que não é rígido, mas elástico, e que vai permitir que os movimentos naturais da parede do peito aconteçam. O corpete "Curetta" e aqueles produzidos pela companhia Jaeger preenchem estas condições.

Na mesma linha podemos mencionar outra causa de palpitação, e é a indigestão. Muita gente acha que tem doença do coração quando não tem nada mais que indigestão. O coração e o estômago estão sob o controle do mesmo nervo, de modo que qualquer dano a um é sentido solidariamente pelo outro. O estômago está dentro do arco das costelas livres; qualquer coisa então que diminua este espaço interfere com o estômago e o cerceia, e é suficiente para causar indigestão. O coração e o estômago são separados apenas pelo diafragma, de maneira que qualquer extra-distensão do órgão, seja por flatulência ou comida, é muito capaz de provocar sintomas do coração.

Em homens jovens, uma das mais frequentes causas de palpitação é a indulgência com o tabaco. Este tem quatro assentos favoritos nos quais dispende o impacto de sua ação - o sistema nervoso, o coração, o olho e a garganta. Pode ser só um destes, ou uma combinação. Tenho visto o mais abjeto terror da morte, em conexão com distúrbios da ação do coração, produzido por fumar excessivamente.

Outra causa muito frutífera disso, e isso se aplica a ambos os sexos, é a prática de hábitos viciosos que são geralmente aprendidos na escola. Nestes casos é um de muitos outros sintomas, mas frequentemente o mais importante. Nem sempre conduz a mudança orgânica, mas às vezes, sim. Em um caso, em um jovem homem em que havia tanto doença valvular quanto hipertrofia, sob um prolongado curso de Natrum mur. o defeito valvular desapareceu e também a palpitação com outros sintomas subjetivos.

Quando a causa é conhecida e removível, a clara indicação é removê-la. Mas nestes casos muita ajuda pode ser dada pela homeopatia para aliviar os sofrimentos envolvidos em abandonar velhos hábitos e estimulantes. Por exemplo, Nux vomica e Arsenicum irão muitas vezes habilitar devotos do tabaco a abandonar seu hábito; Nux, Sulphur, Lachesis, China e de novo Arsenicum com muitos outros remédios vão enfraquecer a ânsia por álcool em bêbados.

Mas há muitos casos em que a causa não pode ser removida. Em pessoas naturalmente sensíveis, quando a menor excitação trará a palpitação, Ignatia e os venenos de serpente são inestimáveis. Palpitações do climatério (as quais ainda que muito mais comuns entre as mulheres do que entre os homens, não estão, de modo algum confinadas a um sexo só), são muito frequentemente removidas por remédios.

Caso 25. Palpitação do climatério curada por Glonoin. Este remédio, preparado de Nitroglicerina, é uma das glórias da homeopatia. Muito pouco depois da descoberta da substância, Constantine Hering, de Philadelphia, procurou alguma e a experimentou. Pouco adiante Dudgeon e outros nesta terra a testaram mais em seus poderes tomando-a eles mesmos. Nestes experimentos o poder da droga sobre o coração e a circulação ficou amplamente manifestado, e logo em seguida foi tomado em muito boa conta, na prática. Os alopatas recentemente adotaram a descoberta, e até adotaram a primeira diluição hahnemanniana do remédio. A história da descoberta eles cuidadosamente não mencionam, e bastante naturalmente eles não adotaram o nome que Hering cunhou para esta fórmula química. Eles aderem a seu título mais longo, Nitroglicerina.

Mas para vir para meu caso. A paciente, uma senhora, bem no começo da menopausa, foi sùbitamente acometida um dia por violenta palpitação, junto com pulsações nos vasos sanguíneos de todo o corpo, e mais especialmente da cabeça. Sentiu-se tão doente naquele momento, que não podia fazer nada e teve alguma dificuldade para chegar a seu quarto de dormir!

Umas poucas doses de Glonoin acalmaram a tempestade num tempo muito breve, e nunca depois o problema manifestou-se com tanta violência. Quando apareceu, outras vezes, Glonoin rapidamente aliviou a paciente.

Belladona é outro valioso remédio em casos de ação do coração excitado. Provavelmente Belladona teria ajudado esta paciente, se Glonoin não houvesse sido descoberto, mas não tão prontamente. O caso seguinte mostra seu poder muito bem.

Caso 26. Palpitação em um ataque de agudo mal-estar. Belladona. Uma senhora, 56, no curso de uma crise de bronco-pneumonia, foi acometida por um ataque de palpitação de grande severidade; não podia deitar-se, sua face estava intensamente ruborizada, e ela estava em grande desconforto. O coração estava evidentemente além do controle de suas usuais influências nervosas.

Belladona 30 foi dada imediatamente. Logo em seguida o ataque moderou-se. Umas poucas doses mais, a intervalos frequentes acabaram inteiramente com o problema.

Caso 27. Palpitação da preocupação. Ignatia. Outra paciente no climatério sofria de desgastantes ataques de palpitação quando acontecia algo que a aborrecia ou preocupava.

Quando as coisas corriam suavemente, nada deste tipo acontecia. Porém, depois que começava, a irritação do coração continuava por longo tempo. Eu lhe dei Ignatia 30. Isso rapidamente aliviou a condição, e a fez menos susceptível aos efeitos da preocupação, dali em diante.

Desmaios.

Síncope ou desmaio é outro acompanhamento comum de afecções do coração, mas é muito mais encontrado em pacientes que não têm afecção orgânica do coração, absolutamente. O perigo ligado a isso depende de se doença orgânica está presente ou não, e da causa que provocou o ataque. Desmaios provocados por violenta perturbação emocional podem ser fatais, mesmo sem presença de doença orgânica; mas na vasta maioria dos casos, o desmaio é uma afecção temporária de rápida superação. Eu conheci desmaios causados em trabalhadores cujo emprego precisava do uso de queima de carvão. Depois de algum tempo se acostumavam a respirar as fumaças; mas inicialmente isto provocava ataques de desmaio.

Capítulo 6 Álcool e Tabaco.

Entre os casos registrados em outros capítulos deste trabalho, há vários na causa dos quais o uso de álcool era um dos fatores. Há três casos, entretanto, que ocorreram nos primeiros anos de minha prática, nos quais a história de alcoolismo e nicotinismo estava tão clara, que eu penso que estará bem lhes dar um capítulo próprio.

Caso 28. Dor no coração com sintomas nervosos devidos ao alcoolismo. Ação de Spigelia.

No dia 24 de Julho de 1880, fui consultado por um homem jovem, S.P. de 27 anos, por uma dor no coração, tontura, ruídos na cabeça, excessivo nervosismo e dificuldade para dormir. O contraste entre o físico do paciente e o caráter dos sintomas de que se queixava era gritante. Ele era um trabalhador de Ballast Quay, consideravelmente acima de 2 metros de altura, poderosamente construído, bem nutrido, musculoso, moreno. Que um homem de seu porte se queixasse de nervosismo, insônia e terror de ficar só no escuro, mostrava plenamente que deveria haver alguma causa em ação, externa a ele, dando origem à desordem.

Ele me disse que havia estado sofrendo dessa maneira por dois ou três meses. Sua língua estava suja atrás; seus intestinos confinados. Seu apetite estava bom, e ele não tinha dores após comer, embora houvesse tido problemas com isso anteriormente. Tinha sido sempre muito forte.

Perguntando-lhe sobre seus hábitos sociais, tomei conhecimento de que seu trabalho requeria que fosse a bordo de várias embarcações, e sempre que ia bebidas lhe eram oferecidas, que ele não gostava de recusar, ainda que, como me disse, ele não queria isso e sabia que estava tomando mais do que deveria. Além disso, ele fumava, mas não em excesso.

Isto era bem suficiente para que eu entendesse a anomalia de seu caso. Álcool é um estimulante cardíaco muito poderoso, e seu uso livre e persistente neste caso havia trazido como natural resultado de toda super-estimulação, fraqueza e perversão de função. O nervosismo e outros sintomas eu considerei que eram secundários em relação ao estado do coração.

Expliquei ao paciente a natureza de seu caso. Disse- lhe que os remédios poderiam ajudá-lo, mas se iriam curá-lo ou não, dependia dele mesmo. Se ele tivesse a coragem de recusar o que sabia que não era bom para ele, mesmo quando aceitava "por cortesia", ele breve estaria muito bem.

Se ele continuasse como havia estado fazendo ultimamente, breve estaria fora do alcance da cura. Ele estava tão completamente alarmado com seu estado, que não hesitou sobre sua escolha, e acredito que deixou completamente o uso de bebidas alcoólicas. Dei-lhe Spigelia 3, três vezes ao dia.

Ele voltou uma semana depois, parecendo um homem muito

diferente. Havia dormido bem, estava menos nervoso, menos agitado, sua língua estava limpa e seus intestinos, regulares. Aqui como em outros casos, Spigelia resolveu a constipação, assim como os sintomas que mais particularmente a indicavam.

Eu repeti o remédio, e na semana seguinte ele relatou ainda mais melhoras, embora ainda houvesse um pouco de tontura e alguma dor roendo no coração. Pílulas de Spigelia foram dadas por mim agora, do mesmo modo, e continuaram até 8 de Setembro. Ele teve tontura ocasionalmente, durante este período, e leve palpitação às vezes, mas estava apto a honrar seu trabalho. Seus intestinos estavam de novo um pouco confinados, e ele recebeu Nux Vomica I, três vezes por dia, e isto completou a cura. Ele retornou em outra semana para dizer que estava muito melhor. Eu lhe dei um suprimento novo de Nux, e lhe disse que ele não precisava retornar, salvo piorasse. Ele estava tão excedentemente satisfeito com a mudança favorável que se operara sobre ele, que tive pouco mêdo de que retornasse a seus velhos hábitos.

Caso 29. Angina, dispnéia, história de alcoolismo. Ação de Spigelia.

J.B. 37, solteiro, latoeiro, tamanho médio, louro, corado, com brilhante compleição desbotada pela intempérie, consultou-me dia 13 de agosto de 1879, queixando-se de uma sensação de sufocação, na garganta e uma dor ardida no coração, pior em uns dias que em outros; uma constante dor roendo do lado esquerdo do peito, fraqueza do ombro e do braço esquerdo, tontura, dor-de-cabeça, ruídos nos ouvidos, palpitação e falta-de-ar.

Sua saúde havia sido boa até 17 meses antes, quando

sùbitamente ficou doente, "como um cadáver" como ele descreveu a situação. Ele estava então excessivamente nervoso, e com mêdo, acima de tudo, de ir dormir.

Sua presente doença ele a datava de doze meses antes. Veio gradualmente. Por dezoito semanas antes de me consultar ele esteve recorrendo a um hospital alopático, mas não teve benefícios. Ele recebeu alta e em seu papel de alta estava escrita a palavra "curado". Como ele não percebera nenhuma melhora, esta afirmação o enraivaceu tanto, que provocou um ataque de palpitação e falta-de-ar que o compeliu a sentar-se por um quarto-de-hora, antes que ele pudesse ir para casa.

Seu pai e um irmão eram asmáticos. Ultimamente ele era um total abstêmio do álcool, mas antes havia sido um bebedor exagerado.

Língua limpa; intestinos confinados; pouco apetite; pulso mais fraco do lado direito do que do esquerdo; pupilas iguais; vista mesma em ambos os olhos.

Eu suspeitei de aneurisma, e dei Bary. carb. 6, tres vezes ao dia, sem resultado benéfico. Eu o examinei então duas vezes muito cuidadosamente e encontrei apenas uma inspiração levemente empurrada do lado direito do peito, e um abafamento do primeiro som do coração. Não havia ruído. A região inter-escapular direita era uma sombra mais abafada que a esquerda. Havia leve desigualdade das pupilas e dos pulsos, o pulso esquerdo sendo mais forte e a pupila esquerda maior que a direita. Ele tinha dormência do braço esquerdo.

Os intestinos estavam confinados. Como Nux Vomica é útil em alcoolismo e suas sequelas, e como correspondia muito acuradamente à condição do paciente, eu a dei a ele na primeira potência centesimal três vezes por dia, mas não teve mais efeito que Baryta.

Dia 27 de Agosto. Eu agora dirigi minha atenção para o coração do paciente, como sendo o órgão mais prejudicado, e a provável fonte do resto dos sintomas do paciente. Dei Spigelia 3, três vezes por dia.

Dia 3 de Setembro. A melhora estava rapidamente manifesta; ele tem estado um bocado melhor. Intestinos regulares. Apetite melhor. Hoje à respiração está difícil, e se sente sufocado; isto ele pensa que é devido a ter tomado leite na seia, na noite anterior.

Com exceção de uma semana em que tomou China I por um ataque de diarréia, ele continuava tomando Spigelia pelo fim do ano de 1879, melhorando constantemente em todos os sentidos, apto a trabalhar em tempo integral, e aproveitar a vida. Ele se foi para um feriado no Natal, e voltou não muito bem. A confusão o tentou um bocado, e qualquer excitação mental certamente o empurraria para trás. Eu de novo lhe dei Spigelia e pouco depois o perdi de vista, então como ele se saiu subsequentemente não posso dizer. Pela maravilhosa melhora que Spigelia introduziu em sua condição toda enquanto esteve sob meu cuidado, eu posso, contudo, responder.

Caso 30. Coração de tabaco. Dia 14 de Fevereiro de 1880. J.T., 21, um balconista, moreno, tamanho médio, bem nutrido, bem feito, consultou-me sobre uma dor que ele tinha do lado esquerdo, abaixo do mamilo, "como se houvesse algo grande demais sob as costelas". Isto era especialmente ruim depois de um desjejum de mingau. Ele desmaiava às vezes, e era muito nervoso, e grandemente alarmado a seu próprio respeito, temendo ter doença do coração, seu pai havendo morrido disso, e uma de suas irmãs sendo uma sofredora disso. Ele tinha um pouco de tosse de manhã, com dores no peito.

Língua limpa, apetite bom, intestinos regulares, dormindo mal - isto tinha sido bom até um curto período antes de que ele me consultasse.

Perguntei-lhe sobre sua saúde anterior, e se ele podia apontar alguma causa de sua doença. Disse-me que sempre fora saudável. Nós últimos três anos fizera muito ciclismo. Antes disso nunca havia sentido nada deste problema. Por três semanas tinha estado trabalhando num escritório fechado, iluminado quase todo o dia com gás. Ele tinha estado pior na última quinzena, tendo se resfriado no litoral.

Não tinha palpitação. Examinei-lhe o coração e encontrei todos os sinais normais. O pulso estava constante e cheio.

Tratamento Actea rac. I, três vezes por dia.

Dia 21 de Fevereiro. Na semana seguinte ele retornou, e relatou que a dor estivera mais fácil, mas que ele ainda a sentira um pouco. Não havia desmaiado, nem tivera desconforto após comer. Dormindo mal ainda, mas não estava mais tão nervoso. O remédio foi repetido, e na semana seguinte, como ele estivesse muito na mesma condição quanto ao coração e ao nervosismo, mas com apetite ruim e sua língua suja atrás, tratamento Nux Vomica I, no lugar de Actea r.

Dia 6 de março. Sensação de dormência na frente do peito; de estar cheio, tudo em torno; transpiração à noite e insônia; está muito nervoso; tem um resfriado forte. Tratamento Ignatia.

Dia 10 de março. A dormência se foi do peito. Há menos transpiração, mas ele não está tão bem, de modo geral. Há continuamente uma chata dor pressionante, no peito. Sente-se fraco; mãos e pés frios; pulso cheio; sono ainda ruim.

Tratamento Spigelia 3, três vezes ao dia.

Dia 13 de março. Decididamente melhor. Tem dormido melhor, sem transpiração. Apetite melhor; ânimo melhor. Repetir.

Dia 20 de março. Desmaio veio no dia 18. Desde então tem se sentido doente; tem dormido mal; transpirado muito. Não tem tido dor no lado. Repetir.

Sentiu-se pior. A dor foi ruim, deixando-o fraco e doente. Ressaca com o desjejum e chá. Dormiu bem; transpirou levemente.

Eu agora pela primeira vez descobri a causa real de sua doença. Pacientes têm um jeito de dizer a seus médicos todo tipo de causas para sua doença exceto a verdadeira, que em muitos casos é perfeitamente conhecida dele, todo o tempo. Em muitos casos é difícil, às vezes impossível, informar isso. Algumas vezes se torna possível depois de um tempo, quando a confiança do paciente foi completamente conquistada pelo médico. Em muitos casos, como neste diante de nós, o paciente, em parte envergonhado em confessar alguma fraqueza, e em parte desejoso de ter seus sofrimentos aliviados sem ser compelido a se expor, propositadamente mantém seu médico no escuro.

É sempre necessário manter isto em mente, ou podemos estar frequentemente desperdiçando nosso tempo e energias combatendo sombras, quando com um pouco de esforço podemos achar a substância e de pronto por um fim em nossas dificuldades.

Este paciente me dissera de seu ciclismo, de seu escritório fechado, de seu resfriado, e da história de doenças do coração, de sua família, e considerou isto o bastante para que eu pudesse trabalhar. Foi só quando o sucesso parcial dos remédios administrados me sugeriram a existência de mais alguma causa trabalhando, que eu o inquiri mais atentamente e descobri o que era.

O paciente era um fumante, e quando fumava, não podia fazê-lo com moderação. Às vezes se abstinha completamente, geralmente no verão. De Outubro de 1879, a Janeiro de 1880, ele se excedeu; mas tem sido mais moderado desde então. Por uma semana antes de minha descoberta, ele tinha estado de novo fumando, e isto coincidiu com o retorno de muitos de seus sintomas, apesar de seu esforço para contrabalançar os efeitos do tabaco com cerveja e vinho do porto!

Repetindo seu remédio, lhe disse que o benefício que ele recebera dos remédios, até então, era quanto podia esperar, até que abandonasse o hábito completamente.

Se ele o fizesse poderia esperar ficar perfeitamente bem, e não precisaria preocupar-se com a história de doenças do coração, de sua família.

Ele retornou três dias depois, dizendo que havia estado muito melhor até o dia anterior a sua visita, quando quase desmaiou, à noite. Dei-lhe Cactus I. Ele não voltou mais, de modo que não posso dizer se conseguiu decidir-se abandonar seu hábito ou não.

Estou inclinado a chamar estes três exemplos de doença semi-funcional do coração. Em todos estes o coração era o assento e o centro do sofrimento. Em nenhum deles havia nenhuma lesão do coração detectada pelo exame físico, a não ser o abafamento do primeiro som no caso 29 que pode ser contada assim. E já não eram casos puramente funcionais. Eles diferiam dos casos de palpitação e falta-de-ar encontrados em sujeitos hipocondriacos, histéricos e anêmicos, onde os sintomas não originam-se de causa identificável, além da condição geral do paciente. Em cada um deles a fraqueza do coração foi causada pela operação de uma droga nos nervos cardíacos ou tecidos ou ambos.

Casos 28 e 29 apresentam notável semelhança entre eles. A mesma dor roendo no coração foi motivo de queixa, o mesmo tipo de nervosismo, a mesma tontura e ruídos na cabeça, a mesma insônia e constipação.

O mesmo agente, álcool, estava na raiz de cada, e o mesmo remédio, Spigelia, era em ambos notavelmente benéfico. Caso 28 pode ser considerado como um caso mais inicial do caso 29. S.P. era um homem mais jovem, e sua indulgência não havia durado tanto, consequentemente recuperou a saúde mais rápido. J.B. era um homem mais velho, e um bebedor mais velho, e seus sintomas, embora do mesmo tipo que os de S.P. muito mais severos e duradouros. Palpitação, pouco mencionada por um, era um fator muito desgastante para o outro. Estou inclinado a considerar isso, combinado com o abafamento do primeiro som cardíaco, como uma indicação de que a estrutura do coração tornara-se um tanto degenerada, mas o tecido que permanecia era ainda susceptível de ser fortalecido por remédios adequados.

No último caso eu primeiro suspeitei de um aneurisma, e minha falha em encontrar qualquer definida indicação física de um não afastou completamente minha suspeita. Eu agora não acredito, entretanto, que houvesse um, presente. A ausência de quaisquer sinais de hipertrofia ou dilatação do coração milita contra a idéia.

É mais que provável que as artérias fossem afetadas por ateroma de estágio inicial, mas isto não pode ser seguramente diagnosticado.

Caso 30. Ainda que muito assemelhado aos outros dois casos, apresentava pontos de diferença, como deveríamos naturalmente perceber, originando-se como a desordem o fêz, de uma causa diferente. Todos os três pacientes eram usuários tanto do álcool quanto do tabaco, mas em dois deles o primeiro preponderou grandemente, e no caso 30, o último. Os característicos sintomas deste caso eram a fraqueza continuada, mal-estar, e a pressão surda no lado esquerdo como se uma substância estivesse lá - bem conhecidos sintomas de envenenamento por tabaco.

Quando encontrarmos casos deste tipo em pessoas jovens sem nenhuma história de cardite prévia, podemos estar certos de alguma causa trabalhando. Simples degeneração gordurosa do coração não acontece cedo na vida, sem uma causa definida. Quando encontramos sintomas que o sugere, como nos três casos relatados acima, e não encontramos vestígios de problemas valvulares, ou doença anterior do órgão, nós podemos passar a trabalhar na busca da origem do sofrimento. Na maior parte dos casos vamos encontrá-la no abuso do álcool ou tabaco ou ambos. Abusos do sexo, de todo tipo, também podem provocá-lo. Ocasionalmente tenho visto isso induzido por Arsênico.

Quanto ao tratamento, a primeira indicação é, com certeza, livrar-se da causa. Quando isto pode ser conseguido a tempo, uma cura completa pode ser perseguida. E mesmo quando o hábito nocivo foi mantido por muitos anos, muito benefício pode ser esperado de sua descontinuação, e da administração de remédios homeopaticamente indicados. Pode ser alegado que a descontinuação do hábito exclusivamente, seria suficiente para a cura. Esta objeção pode ser trazida bastante plausivelmente contra o papel desempenhado por remédios no caso 28, mas o caso 29 efetivamente questiona sua geral aplicabilidade. Aqui o hábito foi abandonado faz longo tempo, e vários remédios tentados, nenhum dos quais foi útil, até que o específico fosse encontrado. E quanto ao caso 28, eu não acredito de forma alguma que a recuperação tivesse sido tão rápida sem a ajuda de medicação específica. Os efeitos cronicamente induzidos de abuso continuado de álcool não desaparecerão tão rápido, por sua conta. Nós deveríamos naturalmente ter esperado por um período de grande depressão seguindo a descontinuação do estimulante, nada sendo dado para a contrabalançar, mas sob uso de Spigelia esta depressão não ocorreu. Por esta razão eu atribuo a Spigelia a parte do leão na cura deste caso.

O caso 30 não foi tão satisfatório em matéria de tratamento pelo fato de que o uso do agente tóxico não foi interrompido. Mas apesar disso, benefício foi recebido de Actea racemosa, e marcante benefício de Spigelia. É um fato notável, que tenho repetidamente observado, que quando duas drogas são capazes de produzir um efeito muito similar no corpo, quer dizer, são homeopáticas uma com a outra, uma vai, em doses infinitesimais frequentemente manter em xeque a ação da outra quando está ainda presente, e foi tomada em quantidades daninhas por um longo tempo. Não sei explicar o fato, mas a ação benéfica de Spigelia neste caso é um exemplo disso. O paciente ainda estava fumando, embora não em tão extensivo grau quanto ele fizera antes. Aqui, como na maioria dos casos, a ação antagonística do remédio falhou, depois de um tempo, a contrabalançar a ação do veneno.

Spigelia é o remédio que considerei mais útil em casos deste tipo, ainda que os venenos de serpente também correspondam de perto a um considerável número deles. Cactus seria chamado se sua característica dor constritora estivesse presente.

A similitude de Spigelia em relação à condição que removeu é evidente em uma espiada em sua patogênese. Os seguintes são alguns dos sintomas em Allen: "Ansiedade e apreensiva solicitude quanto ao futuro", "grande fraqueza do corpo depois de andar"; " caminhando fica tonto"; "insônia"; "constrição dilacerante na parte inferior do órgão, acima da bôca do estômago, com opressão"; " depois, também, abaixo do poço da garganta, com palpitação "; "palpitação e ansiosa opressão do peito";

Capítulo 7. Angina Pectoris.

Como qualquer outro órgão e parte do corpo que contém nervos, o coração pode ser o assento de dores nevrálgicas. Dores do coração podem variar em intensidade de algo tão leve que dificilmente mereceria o nome de dor à mais intensa agonia das piores formas de Angina Pectoris ou pontada no peito. Esta última pode ocorrer em conexão com real doença orgânica do coração e seus vasos (exemplos de que já foram dados), ou pode ser uma nevralgia pura. Em qualquer das formas, pode ser fatal em um paroxismo. Muitos anos atrás eu fui chamado para fazer um exame post-mortem de um homem perto dos 50 que tinha sido encontrado morto na rua, numa condição dobrada. Encontrei o coração rigidamente contraído e nada mais em torno dele para justificar a morte. O homem morrera de um espasmo do coração. Este foi um caso de pura Angina Pectoris, o músculo e os vasos do coração estando saudáveis.

Compare com isso o caso de um cavalheiro que caiu no chão enquanto caminhava para sua casa através de um dos parques. Foi capaz de levantar-se e concluir a caminhada, mas teve muita dor no coração e falta-de-ar, até morrer dez dias depois. Neste caso havia extensiva degeneração gordurosa da parede do coração e degeneração das artérias coronárias do coração, que estavam quase obstruídas pelos produtos da doença.

A doença que foi revelada no exame post-mortem era bem suficiente para explicar a falha do coração; mas era de uma tal natureza que nenhum exame anterior à morte poderia ter denunciado sua presença, ainda que os sintomas apontassem para isso. Em caso deste tipo, como em muitos outros, os sintomas são não apenas o caminho mais seguro como também o único guia para diagnose.

Caso 31. Angina Pectoris de Vacinose. Curada por Thuja. Nevralgias do coração não surgem do nada (assim como outras nevralgias), mesmo quando não há doença orgânica identificável presente. Dores de nervos são sintoma de algum defeito de nutrição ou da presença de algum veneno sutil, por exemplo, veneno da malária ou de outra febre, ou um ou outro dos miasmas crônicos de Hahnemann, ou o veneno da Vacinose.

O caso que vou relatar era um deste último tipo. A paciente, uma senhora de meia idade, havia sido vacinada uma dúzia de vezes. Ela sofria de terríveis ataques de nevralgia da cabeça e da face, mais ou menos periódicos, e às vezes de intensos ataques de Angina Pectoris, geralmente sobrevindo de noite, despertando-a do sono.

Ela recebeu benefício de vários remédios, mas até que eu percebesse a origem vacinal da doença e desse à paciente Thuja em uma potência excessivamente alta os ataques não haviam desaparecido. Uma única dose do remédio, depois de produzir uma severa agravação, acabou com os ataques.

Requereu mais de uma dose, contudo, livrá-la da diátese vacinal; pois a mesma paciente desenvolveu tumores primeiro em um depois em outro seio os quais causaram-lhe grande alarme porque ela temeu inicialmente que eles fossem cancerosos. Eu desaconselhei fortemente a idéia de uma cirurgia, e felizmente fui secundado nisso por um médico alopata que viu a paciente (ela vivia no interior, à época, longe de qualquer homeopata). Sob remédios, e Thuja entre os principais, os tumores desapareceram e a paciente reconquistou uma medida de saúde e força para a qual ela tinha sido por muitos anos uma estranha.

Influenza tem sido responsável por muitas mortes de súbita falha do coração com Angina Pectoris. Eu tenho visto vários casos de angina causados por influenza, mas felizmente todos se recuperaram.

Caso 33. Angina Pectoris da Influenza. Notável recuperação da ação do coração.

Uma senhora havia sofrido intermitentemente, por semanas, de nevralgia do nervo ciático esquerdo, que a levou a vários remédios diferentes de tempos em tempos, sem conseguir ficar bem. Sùbitamente um dia a dor esvaneceu-se do membro e ela foi atacada por intensa dor no coração. Acontecendo de estar presente no exato momento do ataque, a encontrei em situação muito perigosa. Estava fria e lívida. A dor, que era como de sutura, estava tão intensa, que ela não ousava tomar fôlego, e estava engasgando quando a encontrei. A ação do coração era tumultuosa e violenta, com um extraordinário som afiado e estrepitoso, audível a vários passos distante da paciente. Ela sentiu que estava morrendo. Eu lhe dei uma dose de Aconitum 3 imediatamente, e a repeti a cada minuto até que ela melhorou, o que, felizmente, ela fez depois de uma ou duas doses. Mas ela não se livrou completamente da dor, e por semanas não podia não podia deitar-se do lado esquerdo porque isso causava a dor e a mais alarmante ação do coração. Aconitum 3 foi seguido por

Cânfora em pílulas, e foi depois da administração deste último que a verdadeira natureza da doença se revelou. O estado de colapso foi seguido por sintomas de febre acompanhada por dores intensas nas costas, tão características de influenza, e dor em ambos os membros.

Os remédios haviam aliviado o órgão vital da principal incidência do veneno da influenza e o encaminhado para os membros inferiores. Lá este apresentou uma prova adicional de sua presença produzindo uma extravasão de sangue perto do joelho direito. Hemorragias e extravasões de sangue têm sido manifestação do envenenamento por influenza. Com as dores havia a intensa inquietação tão característica de Rhus, e este deu grande alívio. Para a completa recuperação do coração para seu estado normal, muitas semanas de tratamento foram requeridas. Carbo vegetabilis, Spigelia, e ocasionalmente Cânfora foram as principais drogas dadas.

Capítulo 8. Aneurisma.

A principal doença à qual os vasos sanguíneos estão submetidos é degeneração de suas paredes com perda de elasticidade, e consequente dilatação anormal. Nas veias a condição produzida é aquela conhecida como Varicose; nas artérias o resultado final é Aneurisma. No caso das veias a doença é menos séria que nas artérias. A tensão interna é menos severa, e é causada pela pressão para baixo, do peso do sangue e não pela pressão para frente da contração do coração. Então há as válvulas das veias para distribuir a força do peso do sangue. Ruptura de uma Varicose é uma ocorrência relativamente rara, considerando-se quão comum é a afecção. Com o Aneurisma é completamente diferente. A distensão vai crescendo continuamente a menos que a doença seja combatida por tratamento, e quando a tensão não pode mais ser suportada pela paredes adoecidas, a ruptura inevitavelmente acontece, e a menos que a ruptura seja extraordinariamente minúscula a morte sobrevém imediatamente. Muitos casos popularmente mencionados como "rompeu-se um vaso sanguíneo", são deste tipo.

Mas nem todas as artérias que estão degeneradas dão necessariamente origem a aneurismas. O caso de Andrew M. (20), é um exemplo. Neste caso a doença da artéria levou apenas à hipertrofia do coração. Em outros casos, como nas artérias do cérebro, a doença pode levar a rupturas de maior ou menor extensão sem a formação de aneurisma. Nestes casos a ruptura da origem a ataques de apoplexia. Aneurisma pode se formar dentro da caixa craniana e quando isto acontece normalmente é fatal antes mesmo de atingir grande tamanho. O mais perigoso local em que um aneurisma pode se formar é a cavidade craniana. Nestes lugares a parede arterial é comparativamente sem suporte e a contínua pressão das contrações do coração breve expande o aneurisma aos limites de sua distensibilidade. Nos locais em que a parede arterial tem sólidas estruturas para suportá-la no processo de distensão, a pressão tem que afastá-las antes de explodir o vaso.

Um aneurisma intra-pericardial, quero dizer, um que se projeta daquela porção da Aorta que está encerrada dentro da bolsa pericardial, é, infelizmente, quase impossível de diagnosticar. É dificilmente adivinhado; nunca alcança tamanho suficiente para ser descoberto por sinais físicos.

Eu agora vou relatar um caso bastante ilustrativo. A paciente estava sob meus cuidados por um ano, já. Ela tinha vários sintomas que não podiam se atribuídos ao aneurisma e de fato ela tinha uma complicação de doenças.

Caso 33. Aneurisma, etc. Ruptura dentro do Pericardium. Hannah S., 46 veio a meu consultório no Hospital Homeopático dia 25 de

Abril de 1885, queixando-se dos seguintes sintomas.

Dor queimando no peito; aperto e dor queimando de sob a escápula, subindo a espinha e através de cada seio, primeiro um e então o outro. Tem tido dor nas costas por anos. Tem tido uma tosse seca que coça noite e dia por dois meses. Tem uma dor no alto da cabeça, como se tivesse sido espancada. Menstruação cessou por quatorze meses; ela tem rubores e transpirações. Dorme pesadamente.
Ela é muito nervosa. Chora por qualquer coisa.

Língua branca, muito pouco apetite; como bebidas toma chá e também cerveja. Tem gota.

Tratamento Ignat. 3, quatro vezes ao dia.

Uma irmã morreu de câncer e ela teme que o mesmo lhe aconteça. Uma tia tem severa doença do coração. Sua mãe me deu alguns particulares adicionais após sua morte os quais melhor podem ser dados aqui: Toda a sua vida ela foi delicada. Quando criança ela sofreu muito da tosse e costumava ter falta-de-ar. Aos 21 anos de idade pensou-se que estava tuberculosa, e o médico consultado, Dr. Fuller, aconselhou sua mãe a levá-la de uma vez para Hastings ou para o Sul da França.
Dia 9 de maio. O peito muito melhor, mas tem forte nevralgia. Face ruborizada. Sente-se bem.

Tratamento Argent. nit. 5, alternadamente com Ignatia.

Dia 6 de Junho. Cabeça muito melhor, mas se sente muito fraca.

Parte posterior dos olhos afetada. Língua muito branca de manhã. Repetir.

Dia 29 de Agosto. Esteve no litoral marítimo. Sua cabeça está mal e a dor parece ter afetado os olhos, os quais estiveram muito inflamados e vermelhos durante toda a última semana; agora a visão está nebulosa. Ela tem dores agudas no seio esquerdo. Teve dezesseis abscessos neste, em outros tempos.
A dor é aguda, disparando da região externa ao seio, para um nódulo situado acima do centro da margem superior da glândula, do tamanho de uma semente de cânhamo. Este nódulo é muito sensível ao toque, mas não pode ser de outro modo distinguido de nódulos similares situados ao longo da borda oposta. O seio esquerdo é muito irregular. Ela nunca amamentou com o direito.

Língua revestida, branca como leite, de manhã. Intestinos confinados.

Tratamento Bryon. 1 quatro vezes ao dia.

Dia 12 de Setembro. Dor e irritação quase completamente superadas; só uma picada resta, não facadas como antes. Olhos bastante mal. Repetir.
Dia 10 de Outubro. Suas costas estão muito mal desde que a dor deixou o peito. Esta se estende para cima pela coluna toda e há zumbido nos ouvidos. Tem muita dor espinha acima até a nuca. Sente a dor no seio esquerdo agora e então; ocasionalmente no seio direito também.

Tratamento Conium 3, alternadamente com Gelsem.

No Natal ela ficou de cama em casa com um ataque de pleurisia, e não compareceu ao hospital de novo até 14 de Abril de 1886, data sobre a qual achei a seguinte nota: Olhos muito melhor. O peito nunca se recuperou completamente do ataque de pleurisia. Tem tosse de manhã; não muito catarro. Está com muita dificuldade para respirar.

Exame. Pulmões: ressonância vocal aumentada e frêmito no lado direito, sem fricção.

Coração: Primeiro som acentuado no Ápice. Ação apressada.

Tratamento Arsen iod. 3x dois grãos de noite e de manhã. Bryonia I, quatro vezes por dia.

Dia 21 de Abril. Estava muito bem até ontem, quando teve vários espasmos de dor no lado esquerdo, de tarde. Ela o atribuiu aos ventos frios.

Tratamento Iod. 2x, Bryon. I, a cada duas horas alternadamente.
Dia 28 de Abril. A dor estava melhor até ontem, quando piorou, e hoje está muito ruim. Ela não conseguiu repousar e está histérica. O peito está irritado. Ela está muito distendida. A dor é contínua, queimando. Enrubesce. Língua branca. Apetite muito ruim. Tem muito vento. Intestinos muito confinados quando toma leite. Pulso frequente.
 A dor não captura mais o fôlego como fazia. Ela não a sente após estar na cama quatro horas. Se ela mexe seu braço direito, sente fraqueza de repente e aí a dor começa.

Tratamento Acon. 1x, uma gota quatro vezes por dia.

Dia 5 de Maio. A dor chegou com força às 11 hs. esta manhã. Antes disso estava muito livre dela. Intestinos confinados. Pulso 120. Sente-se muito bem em saúde geral. Sempre teve nevralgia pior de manhã.

Tratamento Calc. phos. 6x, dois grãos de manhã e de noite. Acon. 1x, quatro vezes por dia.

Conservou-se muito bem até a última noite, quando a dor foi muito aguda e deixou uma mancha vermelha no ombro. Pulso 120.

Tratamento Calc. phos. 6x, dois grãos de noite e de manhã. Bryonia. 1, quatro vezes por dia.

Dia 26 de Maio. Dor muito melhor. Tem tido o período mais fácil desde o último Outubro. Pode virar-se sobre seu lado agora. Pulso 116.

Ela tem um bocado de flatulência, com sufocação na garganta e sintomas histéricos. Língua branca. Pouco apetite. Repetir.

Este foi o último dia de sua vida. Cedo na manhã seguinte o filho da paciente veio a mim em grande agitação para dizer-me que sua mãe fora sùbitamente tomada por um ataque, e que estava completamente inconsciente, "sua face tendo assumido cores diferentes". Um quarto de hora mais tarde eu estava em sua casa e a encontrava morta no ponto em que havia caído. Havia tomado seu desjejum como usual; parecera muito bem; havia realizado algumas tarefas domésticas e estava no ato de fazer a cama de seu filho quando caiu. Sua mãe mencionou que um mês antes ela tinha tido uma sensação curiosa no coração, que a compeliu a jogar-se na cama: sentiu-se como nunca se sentira antes.

Eu vou agora dar minhas notas da autópsia que aconteceu no dia seguinte ao de sua morte.

Corpo bem nutrido. Peito ressonante. Abrindo-se o peito o pulmão direito foi encontrado levemente aderente no aspecto interno, enfisematoso e edematoso, congestionado na base, enrugado e um tanto fibroso no Ápice; brônquios cheios de muco grudento. Pulmão esquerdo menos enfisematoso do que o direito no lobo superior; enfisema em retalhos, como se recente, no lobo inferior; menos congestionado do que o direito e sem edema; um bom tanto de congestão bronquial.

Coração: Bolsa Pericardial contém um coágulo de geléia de groselha pesando perto de 3 onças. Coração firmemente contraído; válvulas saudáveis do lado direito. Válvula Mitral levemente espessada. Aorta muito doente; um aneurisma do tamanho aproximado de uma tangerina, contendo alguns poucos coágulos organizados, começando dentro do Pericardium, tinha aberto por uma pequena ruptura para dentro da bolsa. A substância muscular do coração estava mole e gordurosa.

Abrindo-se o abdômen o omentum era encontrado unido por adesões à parede abdominal e vísceras pélvicas. O fígado estava muito aderente à parede abdominal. Os rins mostravam sinais de nefrite intersticial, pontos fibrosos estando evidentes na substância do órgão e as cápsulas aderindo. O útero continha um tumor fibróide do tamanho de uma nóz; os ovários estavam contraídos por inflamação crônica.

Eu apresentei este caso completo para mostrar quão seriamente uma doença pode existir sem dar sinais claros de sua presença. Houvesse o aneurisma estado completamente fora do Pericardium, teria alcançado um tamanho maior antes de se romper e teria provavelmente alcançado algum ponto onde suas pulsações teriam sido sentidas externamente. Olhando retrospectivamente para o caso eu estou inclinado a atribuir a persistente dor subindo a espinha à presença do aneurisma.

A dor de que a paciente se queixou dia 21 de Abril era indubitavelmente devida ao aneurisma e talvez devesse fazer-me suspeitar de sua presença. Mas o alívio da dor sob tratamento tornou a suposição um pouco menos provável; e a presença de outras evidentes condições mórbidas nos pulmões e em outros lugares mascarou ainda mais o caso.

Há um outro ponto no caso que importa notar, e é a presença de sintomas histéricos. Como não é infrequentemente o caso, estes sintomas, tão longe de serem uma indicação de que a doença era imaginária ou nada de consequências, tinham sua origem na presença de alguma grave mudança orgânica.

Eu agora vou dar um caso no qual os tumores aneurismais estavam completamente fora da bolsa pericardial. Neste caso não houve dificuldade em torno do diagnóstico, e o tratamento realizou-se com os melhores resultados.

Caso 34. Aneurisma da Aorta torácica e abdominal, com doença valvular e hipertrofia do coração aliviados por Lycopodium, e praticamente curados por Baryta carbônica.

O paciente era um trabalhador, 36 anos de idade. Quando veio pela primeira vez a mim, tinha estado incapacitado para o trabalho por dezesseis meses. Ele queixou-se principalmente de dores no peito. Tratava-se de um grande aneurisma projetando-se do arco da Aorta e estendendo-se para dentro do lado direito do peito, e outro, menor, da parte superior da Aorta abdominal. Havia também extensiva doença valvular do coração e hipertrofia.

Ele primeiro recebeu Lyc. 6, duas gotas três vezes ao dia. Isso foi continuado por duas semanas. Houve melhora dos sintomas, inicialmente, mas como ele então pareceu estacionar, mudei a prescrição para Bary. carb. 3x, três grãos três vezes ao dia. Fui levado a dar esta medicina desta forma pelo sucesso do tardio Dr. Torry Anderson num caso relatado por ele pouco tempo antes. Eu dei a mesma droga em atenuações mais altas, e também Baryta muriática, em casos similares, mas sem sucesso encorajador. A prescrição foi amplamente justificada pelo resultado neste exemplo. O paciente melhorou constantemente, e quando veio ver-me da última vez, perto de dois anos depois, ele estava então trabalhando normalmente, como operário na estrada de ferro exatamente como antes de sua doença. Ele disse que se sentia melhor do que em qualquer momento desde que ficara doente; podia ver melhor; as pupilas estavam iguais e respondiam igualmente à luz. O tamanho do tumor torácico, como indicado pela percussão, estava diminuído.

O poder de Bary. carb. sobre o coração e as artérias é sugerido pelos seguintes sintomas tomados de Allen: "Violenta palpitação de longa duração". "Palpitação do coração quando deitado sobre o lado esquerdo". " Uma pressão de dentro para fora, no peito, com fôlego curto, especialmente subindo, com sutura no peito, especialmente na inspiração". Suturas abafadas sob o Esterno,

fundo no peito, seguidas por uma dor esfregada, no ponto".
Latejamento nas costas e severa pulsação durante o descanso".
"Grande fraqueza; dificilmente consegue euguer-se na cama; se
o faz, o pulso imediatamente torna-se, rápido e duro, e após
vários minutos dificilmente perceptível". " De manhã, às 8:00 hs,
de repente sente-se como se a circulação cessasse; uma
sensação no corpo todo estende-se pela língua e pelas pontas
dos dedos, com ansiedade por quinze minutos; então sente-se
mortalmente cansado".

Eu vou agora dar particularidades do caso em mais detalhes. Os
esfiguemogramas mostram resiliência aumentada das paredes
arteriais sob tratamento.

Jesse F., 36, trabalhador, pequeno, construído em forma
quadrada, louro, admitido dia 27 de Junho de 1884. Queixou-se
de dor na parte inferior do peito, e alguma dor-de-cabeça. Nunca
havia tido febre reumática. Quinze anos atrás ele teve sífilis
primária, mas não sintomas secundários. Em outros aspectos sua
saúde havia sido boa. Quatro anos antes ele havia sofrido de
tontura por um mês; nunca mais desde então.

Cerca de dezesseis meses antes ele teve dor nos lombos e nos
quadris ao levantar-se de manhã, e foi compelido a desistir do
trabalho, em consequência. Dois meses antes da admissão ele
sentiu aperto em ambos hipocôndrios e dores roendo e
atravessando; no epigastrium ele teve uma grande dor, como se
algo estivesse cravado através dêle. Ele então internou-se no
Hospital St. Thomas, onde permaneceu cinco semanas, sem
receber benefício. Ele então tentou trabalhar, mas foi compelido a
desistir porque a dor voltou.

Quando admitido, a dor estava bem no nível dos mamilos.

Ocasionalmente ficava melhor e então começava na parte de trás do peito; era agravada por seu trabalho, especialmente quando ele se dobrava. Nunca desmaiou; não sofreu de dores-de-cabeça. Havia sempre comido muito bem, mas tinha dor depois. Isso muito frequentemente o fez vomitar; um sintoma que havia sido especialmente problemático nos últimos dois meses. A dor o deixou insone na cama, não conseguia achar posição confortável; costumava acomodar-se melhor sobre seu lado direito. Ficava sem fôlego quando a dor começava, e em esforço. Ultimamente a dor tem estado pior do lado direito, com uma sensação de dormência descendo o braço esquerdo. Sem dificuldade para caminhar. Intestinos confinados, tem estado assim por longo tempo; tem tido que tomar remédios para que funcionem. Pulso muito em colapso; as artérias podem ser vistas saltando e alongando-se; são tortuosas.

O recuo é muito ágil e rápido. Artérias não bem cheias durante a diástole. Pulso esquerdo está levemente atrasado; muito pouco, mas só a diferença suficiente para ser percebida.

Exame físico em 28 de Junho deu o seguinte resultado: Abafado cardíaco alcança a fenda do Esterno, e se projeta para o lado direito por cerca de uma polegada. O abafado não está muito aumentado para baixo. Batimento do Ápice na linha dos mamilos. Pulsação expansiva pode ser sentida na fenda do Esterno. Pulsação muito aparente no epigastrium. Apalpando ali, cerca de três polegadas abaixo da cartilagem xifóide, e um pouco para a esquerda, um inchaço pulsante pode ser sentido e é muito macio. Na área Mitral, ruídos sistólico e diastólico. Área Aórtica: curto e um tanto áspero ruído sistólico, ouvido nos vasos do pescoço, e um longo diastólico soprado, ouvido por toda a área abafada e fenda do Esterno e continuado alguma distância à esquerda na linha do arco aórtico. Na área auricular esquerda um ruído sistólico é ouvido. Sem abafado atrás, e sem ruído a ser identificado.

Os pulsos femurais são iguais. Nenhum ruído a ser identificado neles.

O esfiguemograma precedente foi tomado neste dia.

A pupila direita está frequentemente muito grande; mas varia muito; hoje está do mesmo tamanho que a esquerda. Reage à luz. Ele tem uma tosse, mas não muita expectoração.

Quando a dor está ruim, tem alguma dificuldade para respirar. Tem estado rouco às vezes. Isso acontece irregularmente. Perde sua voz, de modo que dificilmente pode falar. Lado direito das costas com som mais abafado que o esquerdo, respirando mais fraco, ressonância vocal e frêmito aumentados. Ruído audível toda espinha abaixo. A espinha não está macia. Há um ponto macio perto do ângulo da escápula esquerda, mas nada anormal para ouvir aí.

Quando a dor está ruim, tem alguma dificuldade para respirar. Tem estado rouco às vezes. Isso acontece irregularmente. Perde sua voz, de modo que dificilmente pode falar. Lado direito das costas com som mais abafado que o esquerdo, respirando mais fraco, ressonância vocal e frêmito aumentados. Ruído audível toda espinha abaixo. A espinha não está macia. Há um ponto macio perto do ângulo da escápula esquerda, mas nada anormal para ouvir aí.

Tratamento Lycop. 6, duas gotas três vezes por dia.

Depois eu dei Hidras. 0 numa taça com água de noite e de manhã, adicionalmente ao Lyc.

Dia 2 de Julho. Temperatura na última noite 101.2 graus; esta manhã 99 graus. Dormiu melhor na última noite. Dor do lado direito (hipocôndrium) e através, até as costas. Um pouco de irritação no epigastrium, ao engulir. Intestinos se moveram naturalmente; pupilas iguais; sem rouquidão.
Dia 3 de Julho. Sente-se melhor. Tem dor no epigastrium depois de engolir. Dores no hipocondrium direito se se deita sobre este lado. Sem dor quando se deita sobre as costas.

Dia 5 de Julho. Sem dor no presente. Ingere alimento muito bem.

Ontem bebeu água com seu jantar, e teve um bocado de dor. Pupilas iguais, hoje; ontem a direita era a maior.

Dia 9 de Julho. Dores não passaram, ainda que hajam melhorado. Examinando o fundo do olho, artérias foram vistas pulsando plenamente. Alimentando-se bem.
Dia 12 de julho. Teve um bocado de dor nas últimas poucas noites. Pupilas ainda desiguais. Alimentando-se muito bem. Não tem muita dor quando se mexe.
Ele agora foi posto no Bary. carb. 3x, três grãos, três vezes por dia, os outros sendo descontinuados.

Dia 16 de Julho. A dor parece um pouco melhor esta manhã. Alimenta-se bem. Intestinos regulares.

Dia 19 de Julho. Não tem dor durante o dia; as dores começam de noite depois que se deita.

Dia 26 de Julho. As dores melhoraram. Ele parece melhor em todos os aspectos.
A pupila retornou a seu tamanho normal, após ter sido dilatada por atropina, para exame. Alimenta-se bem.

Exame neste dia mostrou som comparativamente abafado acima da clavícula direita. O grau do abafamento que se irradia da junta esterno-clavicular direita é muito menor, e a extensão disso é muito menor do que estava.
A parte correspondente do lado esquerdo também dá uma nota algo abafada. Há ainda pulsação na fenda do Esterno. O batimento do Ápice não é sentido. Pulsação não é sentida na scrobiculus cordis. Área Mitral: primeiro som não é bem puro, seguido por um alto ruído diastólico. Área Tricúspide: primeiro som seguido por um marcante ruído diastólico. Área Pulmonar: ruídos sistólico e diastólico.

Posteriormente. O lado direito perto do ângulo superior e interior da escápula está levemente mais abafado que o esquerdo. Os sons da respiração não estão tão perfeitamente altos quanto os do lado esquerdo, e o ruído cardíaco está mais audível. De resto os dois lados estão parecidos.

Os ruídos são audíveis sobre a área abafada acima da clavícula direita, e acima da parte abafada; não tão alto na parte correspondente do peito esquerdo. O ruído sistólico é ouvido nas carótidas.

Dia 30 de Julho. Ainda alguma dor no lado direito, abaixo na região lombar, pior quando senta; não é sentida quando anda.

O paciente foi para casa no dia 31, e subsequentemente veio ver-me no consultório. A melhora prosseguiu continuamente. Ele continuou tomando a Bary-carb.

Quando ele me visitou dia 2 de Agosto, eu fiz o seguinte esfiguemograma.

Dia 20 de Fevereiro, o paciente de novo apresentou-se no hospital. Ele havia estado trabalhando na ferrovia sempre desde Junho de 1887.

E o fez tão bem quanto sempre, levantando e carregando objetos pesados, como este tipo de trabalho requeria. Os sinais físicos mostravam ainda maio melhora, ainda que os ruídos cardíacos ainda permanecessem e houvesse ainda uma pequena diferença entre as pupilas.

Este caso eu chamo uma cura prática; o paciente foi recuperado para sua saúde e utilidade. O aneurisma se consolidou e se contraiu, tornando-se firme o bastante para resistir à pressão do fluxo sanguíneo mesmo sob grande esforço. As válvulas cardíacas defeituosas permaneceram inalteradas, mas a força do coração melhorou tanto que estes defeitos não dão origem a sintomas.

A Baryta carbônica cumpriu "tuto e jucunde", o fim visado pelas heróicas e perigosas medidas da alopatia que geralmente danificam seriamente o paciente, mesmo quando obtêm sucesso. Entre estas está a inserção de um fio elétrico dentro da bolsa do aneurisma para promover coagulação. Isto tem muitas vezes se provado fatal. Outro remédio é potássio iodado em doses maciças. Esta droga age especificamente sobre o coração e é usada na forma homeopática de acordo com suas indicações por homeopatas; mas mesmo como usada pelos alopatas tem alcançado alguma medida de sucesso. Mas a que preço! O paciente é enfraquecido pela poderosa droga a um tal grau, que muitas vezes não se recupera. Outro método é reduzir a pressão sanguínea a um grau mínimo, pela fome. O paciente é posto em "dieta absoluta", isto é, só lhe dão comida suficiente para mantê-lo vivo e nada mais.

Que não há possibilidade de prática rotineira em medicina é demonstrado no caso seguinte, no qual o remédio que atuou tão esplendidamente no último narrado, falhou completamente. Homeopatia não tem específicos para doenças. Só para pacientes; e sua arte consiste em contemplar cada caso com seu remédio próprio.

Outro ponto de comparação entre os dois será encontrado nos sintomas da voz. No caso de Jesse F. como sabemos, havia rouquidão e perda da voz. Como o aneurisma melhorou este sintoma desapareceu. No próximo caso era a alternância na voz que primeiro chamava a atenção. A explicação disso é que o tumor aneurismal aumentando, pressiona um ou outro dos recorrentes nervos da laringe, paralisando sua função em maior ou menor grau, e então dificultando a ação apropriada das cordas vocais.

Caso 35. Aneurisma torácico, causando perda da voz. Ação de Carbo animalis. George P. 51 anos de idade, um viajante, veio a meu consultório no hospital, dia 9 Maio de 1888. Queixou-se de sua garganta, que, ele disse havia estado mal por 6 meses. Antes disso ele estava muito bem. Sùbitamente, uma noite de

Novembro de 1887, foi acometido por uma dor aguda no peito e dois dias depois perdeu a voz. As dores então gradualmente cederam e ele teve pouco incômodo até o meio de Janeiro de 1888, quando começou a sofrer das dores outra vez - uma dor forte, "como de indigestão". Tem estado incapaz de fazer qualquer trabalho. Na data de seu atendimento sua voz estava fina, aguda, quase em falsete.

Ele tinha estado tratando sua "voz", antes de procurar-me, mas, bastante naturalmente, não melhorou. Eu suspeitei da causa e pedi a ele que descobrisse o peito. No ponto que ele mencionara em suas queixas havia um abafamento anormal do som da percussão, uma protuberância muito leve estava visível, muito latejamento podia ser sentido na apalpação. Sobre o tumor um alto murmúrio soprado era ouvido. Os sons valvulares do coração estavam normais.

Ele parecia bastante bem nutrido, mas perdera muita força depois que isto começou. Ele não podia caminhar sem que a dor sobreviesse. Sua saúde anterior tinha sido muito boa. Por meses tinha sido totalmente abstêmio, mas antes bebera álcool livremente demais. Os minúsculos vasos sanguíneos da face estavam marcados e proeminentes, dando à compleição uma aparência escura. Língua esbranquiçada; apetite médio; intestinos regulares e sono bom. Tinha uma tosse muito pequena.

Tratamento Baryt. carb. 3x, 3 grãos, três vezes por dia.

Ele não melhorou, mas ao contrário, então eu o hospitalizei.

Na admissão, em 11 de Junho de 1888, as seguintes particularidades foram identificadas. Em sua história de família os pontos importantes eram que sua mãe morrera de tuberculose, e uma irmã morrera de repente de uma causa que ele não conhecia.

Outros irmãos e irmãs estavam vivos e saudáveis. Trinta anos antes o paciente havia tido algum tipo específico de doença, mas não tivera sintomas secundários. O pulso era 60, meio cheio, entrando em colapso; não havia diferença entre esquerda e direita. Urina ácida, gravidade específica 1012, não continha albumina ou açúcar.

Sob Lycopod. 6 e depois Ferrum phos. 6x, e ainda depois Calc. Flúor. 6x, ele fez algum progresso, e depois de deixar o hospital em 18 de Agosto, ele estava apto a assumir algum emprego leve. Mais tarde ele deixou Londres e eu o tratei por correspondência.

Em 24 de Outubro ele me enviou o seguinte relatório. "A dor é severa às vezes. É uma dor afiada, ardente, que passa após uma hora de descanso deitado. Ao levantar-me de manhã está comparativamente bem mas volta em meia hora ou em torno disso, depois de me movimentar.

Comparando os sintomas de vários remédios, Carbo Vegetabilis pareceu-me chegar mais perto de "pontadas afiadas e ardentes no peito, e tensão e esforço facilmente produzem grande pulsação do coração". Eu lhe dei esta droga em sua 500ª atenuação (Boericke & Tafel) e houve melhora imediata, tanto na cessação da dor quanto na condição da voz. Com doses raramente repetidas do mesmo remédio, ele se manteve em saúde maravilhosamente boa até Abril seguinte, um período de quase seis meses.

Sua ocupação envolvia um bom bocado de caminhar, que ele pode fazer sem nenhum inconveniente.

Depois daquela data ele começou a ter problemas com insônia, as dores retornaram e sua voz já não estava tão bem. Ele sentia uma grande tensão em seu pescoço quando tentava conversar. Sua voz estava muito mal e ele se sentia cansado e tinha dores de cabeça ocasionalmente. Este estado de coisas continuou com pequenas flutuações até o início do inverno seguinte, quando Thuja em alta atenuação temporariamente segurou a evolução negativa. O inverno o sacrificou muito e ele esteve de cama com resfriados. Uma tosse começou e foi aliviada com Ácido Nítrico, mas os sintomas pulmonares pioraram de novo, necessitando de atendimento médico local e ele saiu de meus cuidados. Eu soube que ele morreu muito quietamente, não muito depois. A morte ocorreu por falha geral de força e não por ruptura súbita.

O caso seguinte, embora incompleto, deve ser mencionado em relação a isto.

Caso 36. Aneurisma Torácico. Grande melhora com Lycopodium e Baryta Carb.

Em Setembro de 1894, um cavalheiro foi aconselhado a vir do interior para consultar-me, havendo seus médicos alopatas o diagnosticado por estar sofrendo de aneurisma, não lhe dando nenhum encorajamento em relação ao futuro. Pude confirmar-lhes o diagnóstico, havendo um tumor muito evidente e pulsante no segundo interespaço esquerdo, sendo o tumor o lugar de uma dor em pontadas sentidas dentro do ombro esquerdo às vezes. Ele sofria também um bocado de dificuldade para respirar. Mas eu não extraí um prognóstico sombrio de seu estado, como fizeram seus antigos médicos. Eu estive apto a lhe prometer que a homeopatia, com toda probabilidade, dar-lhe grande alívio, e poderia eventualmente vir a curá-lo. Os sintomas gerais indicaram Lycopodium – perda de carne, dor nas comissuras dos lábios, tendência à flatulência e à constipação, com um pequeno eczema perto do anus;urina espessa, às vezes; e Lycopodium, dado na 30ª potência, prontamente aliviou suas dores, e lhe fez muito bem, de maneira geral. No último Novembro, estacionando a melhora, foi posto em Baryta carb. 3x. Desde então não o tenho visto, como vive no interior, e tendo tido um resfriado forte e um ataque de bronquite, ele foi compelido a pedir ajuda médica local. Ele este apto, entretanto, a relatar-me em Janeiro deste ano (1895), que a despeito destas circunstâncias difíceis, seu coração o incomodara muito pouco, "de fato, está melhor do que havia estado por algum tempo".

Capítulo 9. Dieta e Regime.

Não há sintomas mais problemáticos em muitos casos de doença do coração do que aqueles relacionados à digestão. O coração e o estômago são vizinhos muito próximos. O diafragma - a fina parede muscular que divide a cavidade do peito do abdome, e que tem um papel tão importante na função respiratória – é a única coisa que separa o coração do estômago. A parte inferior do coração repousa no diafragma, e a parte superior do estômago toca a parte inferior do diafragma. Segue-se daí que quando o estômago está distendido demais, com comida ou flatulência, ou, o que dá no mesmo, quando o estômago, por força de vestuário inadequado, não encontra espaço suficiente para o desenvolvimento de suas funções normais depois que uma refeição foi tomada, incomoda e perturba ao coração.

Mas há ainda uma relação mais estreita entre coração e estômago, além desta da proximidade; ambos são atendidos pelo mesmo nervo, o Vago, ou pneumogástrico, e então cada um dos órgãos está em simpatia com o outro, e apto a sentir o efeito de qualquer desordem que o afete.

Então acontece que muitas pessoas pensam que têm doença do coração, quando têm nada pior que indigestão, enquanto alguns que têm doença do coração acham indigestão o mais perturbador de todos os seus problemas. Vários exemplos deste tipo foram registrados nas páginas precedentes.

Quando um coração danificado é completamente compensado, e sintomas não são ocasionados, o paciente pode ser considerado curado, e não se requer regras especiais; ele pode comer e viver geralmente, do mesmo modo que pessoas comuns e sensíveis. Naqueles casos em que a compensação é incompleta, cuidado terá que ser observado proporcionalmente a seus defeitos. Em tal caso a indulgência de um entusiástico apetite - uma boa refeição de bife e cerveja, por exemplo - é bem suficiente para acabar com a vida de um paciente. A melhor regra é, em tal caso, que o paciente observe uma dieta como exatamente como alguém que sofre de digestão fraca. Fazer as refeições a horários regulares; evitar alimentos reconhecidamente indigestos ou ricos; preferir comidas quentes às frias e carnes preparadas são proibidas.

Carneiro cozido é a mais digerível das carnes vermelhas. Quando há muita flatulência, sopas são indesejáveis, e geralmente a quantidade de líquidos tomados deveria ser escrupulosamente regulada. Um ponto muito importante jamais deveria ser negligenciado: um paciente jamais deveria sentar-se para uma refeição quando cansado.

Um descanso antes e depois da refeição deve ser a regra. Se por acaso a hora da refeição chega, e encontra o paciente cansado, algo muito leve e morno deve ser-lhe dado (tal como uma caneca com leite quente, leite frio e água quente em iguais proporções, ou umas poucas colheres de sopa forte), e o paciente deve esperar estar descansado antes de ingerir a refeição propriamente dita.

Em casos gotosos, caldo de carneiro e caldo de galinha são, como regra, preferíveis a caldo de carne bovina, quando a carne sólida não pode ser ingerida. Um "caldo-de-tres-carnes", feito de carneiro, vitela e carne bovina, é melhor do que caldo de carne bovina só. Pão também é uma dificuldade, e quando é, deve ser evitado completamente, e algumas bolachas com carne bovina finamente moída espalhada nelas fazem um excelente desjejum em um caso extremo de fraqueza do coração. Comida semi-digerida, como Benger's Food *, é muitas vezes útil e deve ser lembrada.
 * Comida industrializada, de pouca gordura e alta nutrição, produzida em Manchester, R.U, para crianças, idosos e deficientes.
Claro, isto só se aplica ao período em que o coração ainda não se recuperou seu equilíbrio adequado. Quando aquele resultado foi conseguido, o paciente pode passar a guiar-se por suas sensações, como todo mundo.

Há períodos em que um regime de semi-jejum é necessário para uma recuperação do coração. Num paciente pletórico o coração pode, sùbitamente encontrar-se, por uma série de motivos, incapaz de lidar com a quantidade de sangue existente no corpo do paciente.

Ação tumultuosa e irregular é então o resultado. Em tal caso repouso absoluto e uma dieta que é apenas suficiente para manter o paciente vivo, o total de fluídos sendo reduzidos ao mínimo, vão, num curto período, aliviar o órgão sobrecarregado, e dar-lhe tempo para que se recupere, e os remédios adequados entrarão em cena para estabelecer a cura.

A questão do álcool é para ser decidida em cada caso individual. Outras coisas sendo iguais, o uso habitual do álcool é indesejável por várias razões. Em primeiro lugar, como é um tão estimulante do coração em emergências, seu efeito como remédio será sèriamente descontado em alguém que o toma regularmente. Então, como todos estimulantes, seu efeito permanente não é fortalecer e nutrir os órgãos estimulados, mas ao contrário. Isto é visto nos muitos casos de doença do coração e artérias atribuíveis à indulgência com o álcool, ilustrações do que já foram dadas. Álcool não é um nutriente, mas ao contrário, tende a prejudicar a nutrição. Ao mesmo tempo pode ser uma questão em cada caso, se o uso habitual de um estimulante pode ser deixado com vantagem, ou se não será dos males o menor o conservar. Isto deve ser deixado para o julgamento do atendente médico, que levará todos os pontos em consideração.

Em lugar de "tão" estimulante, "grande" *

Café e chá entram na mesma categoria que álcool, e dos dois café é muito mais o poderoso estimulante do coração, e muitas vezes é do maior valor em emergências, como um paliativo.

A conveniência de seu uso deve ser julgada em cada caso, mas como regra geral, seu uso habitual deve ser evitado.

Regime.

Aliada próxima da questão da dieta é aquela do ar e do exercício. Ar é uma primeira necessidade em casos do coração, em alguns dos quais "falta-de-ar" é extrema. A dificuldade em nosso clima, no inverno, é como conseguí-lo suficientemente puro e não frio demais. Quando possível é desejável ter dois quartos, no mesmo andar, inteiramente à disposição do paciente. Desta forma eu estive apto a prover o ar necessário em um caso extremo de doença do coração, ao longo de um dos mais severos invernos recentes em Londres. O paciente era transferido de um quarto para outro, e quando um dos quartos estava desocupado, uma grande lareira era mantida acesa nele e a janela aberta; a porta era também deixada aberta, e também a porta do quarto ocupado pelo paciente. As janelas do último quarto mantidas fechadas, o ar tinha que passar através do desocupado, e era então aquecido antes de alcançar o ambiente em que o paciente estava.

Alguma forma de exercício é tão necessária para pessoas com coração e artérias doentes quanto para qualquer outra pessoa.

Os pontos a determinar são, que tipo de exercício e quanto. Para aqueles cujas lesões valvulares e arteriais estão plenamente compensadas, qualquer exercício ou trabalho que possa ser realizado com conforto pode ser autorizado. Até que esta etapa seja alcançada, ou quando um coração está começando a falhar, caminhar no plano é a melhor forma de exercício. Escadas são uma grande dificuldade em muitos casos, e alguns encontraram grande alívio em subí-las de costas. Os membros têm mais controle sobre o peso do corpo, neste método, e não há dobrar-se para a frente e compressão do espaço para respirar.

Quando o coração está muito fraco, nenhum exercício ativo pode ser feito, de forma alguma. Nestes casos massagens gerais e movimentos passivos são uma grande vantagem. Isto assegura todos os efeitos dos exercícios sem dispêndio de energia de parte do paciente, sem nenhuma tensão sobre o coração e sem fadiga.

Em casos de doença do coração em que a etapa de possível recuperação passou, torna-se impossível para o paciente permanecer deitado. A posição coloca o sistema respiratório em uma desvantagem, e dá origem a um tal grau de falta-de-ar que descansar ou dormir ficam fora de questão. A posição mais confortável é sentando numa cadeira com as pernas para baixo, e um apoio na frente, para a cabeça. Por algum tempo elevar o tronco do paciente com travesseiros basta; mas antes do fim o alívio adicional de deixar as pernas pendendo é muitas vezes requerido.
 A consequência disso é que os membros começam a inchar; o inchaço subindo cada vez mais à medida em que a circulação enfraquece.

Nestes casos boa enfermagem é um requisito fundamental; atenção escrupulosa para pele é requerida para evitar feridas. O melhor meio é a delicada aplicação de whiskey nas partes mais irritadas, que depois recebem talco. Quando há algum machucado, óleo de Hipericum é de imensa utilidade. Os membros inchados tendem a inflamar, rachar e exudar. Muito conforto pode ser dado mantendo os membros com talco, e com bandagens leves.

Capítulo 10. Remédios.

Eu agora venho para os últimos e mais importantes meios que temos para enfrentar doenças do coração, ou doenças de qualquer tipo – quero dizer os poderes dos remédios. A crença popular no poder das drogas para curar gente doente é inerradicável; e todos os esforços de uma cética Faculdade de Medicina para provar que as drogas não podem "curar", e que tudo que a Faculdade pode fazer é "tratar" pacientes, não tem tido outro efeito senão o de levar a mente desperta a procurar por aqueles que têm algo mais encorajador para oferecer. A crença popular está bem fundamentada: o ceticismo da Faculdade é o resultado de uma educação unilateral que tem tido o efeito de fechar sua visão mental para todas as possibilidades que não são sonhadas na filosofia das escolas.

Que as drogas curam tem sido provado de novo e de novo por milhões de experiências, algumas acidentais, algumas sob o comando da ciência. O ponto a ser lembrado é que drogas não curam doenças, mas pacientes. Às vezes me perguntam se "há alguma cura para o câncer"; Ao que respondo "não há droga que cure o câncer de todos os doentes; mas muitos casos têm sido curados por uma ou mais drogas". Cada paciente deve ser tratado de acordo com as características de seu caso particular, e é exatamente aqui que a ciência e a arte da medicina entram.

A razão pela qual quase todas as "curas" que são introduzidas na prática da velha escola desaparecem do arsenal da velha escola depois de uma carreira muito breve, não é porque estas não têm valor curativo, mas porque aqueles que as introduzem encaram-nas como "específicas" para certas "doenças" e não têm ideia de definir as indicações precisas para seu uso. Por algum feliz acaso a primeira série de pacientes em que eles tentam a droga apresentam as indicações próprias para seu uso – seus casos estão em relação homeopática com a droga, para resumir, - e eles são curados. O alopata não sabe nada a este respeito e procede a dar a droga para um número de outros pacientes que têm a "doença" chamada pelo mesmo nome que aquela que os primeiros pacientes tinham, mas sem apresentar as mesmas características indicações, e a droga falha em fazer bem. Então é posta de lado como não confiável e inútil até que algum disposto homeopata a recolhe e a "prova", identificando seus sintomas característicos, deste modo. Assim a droga toma seu lugar na Matéria Médica homeopática como valioso e acreditado implemento da arte e da ciência da cura.

O que é ação curativa sobre a doença, de acordo com a concepção hahnemanniana (e eu ainda não achei uma melhor,), é uma mudança dinâmica ou como-espiritual, no princípio vital do organismo ou de algum particular órgão ou tecido.

Quando o princípio animador é ferido de alguma maneira, a nutrição não acontece de forma adequada. Os elementos microscópicos dos tecidos não conseguem realizar suas transformações, e o órgão todo ou o corpo inteiro é enfraquecido. A menos que algum novo agente seja trazido para apoiar o organismo em sofrimento, a tendência é que a ação da doença progrida de mal para pior. É aqui que a medicação específica de Hahnemann entra, e neutralizando a mudança dinâmica no princípio vital, traz de volta a nutrição adequada. Então a sensação de bem-estar e de força volta. A quantidade de reparação depende em cada caso, do grau a que chegou a mudança degenerativa no primeiro exemplo. Onde os elementos do tecido foram destruídos, estes não podem ser restaurados; mas ninguém sabe dizer, em cada caso, quantos elementos de tecido não desenvolvido podem jazer adormecidos em um órgão danificado, prontos para ser chamados à vida por medidas medicamentosas adequadas, de modo que é sempre o caminho certo a percorrer para mirar na cura.

A mesma explicação se aplica no caso da cura de tumores. O princípio vital, através de alguma mudança em sua operação, produz, em vez de tecidos normais, tecidos mais baixamente organizados, com uma história de vida diferente da história dos tecidos de que se lançam. As mudanças nutricionais são diferentes daquelas que ocorrem nos tecidos em volta, e o aparecimento de novos crescimentos ou tumores é o resultado.

Mas o agente que produz tumores pode também removê-los, se os remédios adequados e específicos são administrados, de modo que a ação pervertida será revertida.

Muitas das disputas que têm acontecido em torno do método correto de selecionar medicações específicas teriam sido evitadas, se apenas os polemistas tivessem percebido que ajustando as visões, focos diferentes podem ser utilizados. Um homeopata, por exemplo, usará um ajuste fino, fazendo profunda observação dos sintomas do paciente em grande detalhamento e encontrará um simillimum para cobrir a imagem. Outro, trabalhando com menor energia, tomará uma visão mais geral do caso, escolhendo uma droga que ele acha que corresponde a este. Ambos os métodos têm dado admiráveis resultados, e ambos têm seu lugar na homeopatia; e não é absolutamente minha intenção dogmatizar sobre qual é o melhor plano. Tive sucesso com cada um destes onde o outro me falhou.

Tem sido muito verdadeiramente dito que qualquer remédio pode ser requerido em qualquer doença, e o caso que registrei, em que Crocus teve um papel tão brilhante, é uma ilustração perfeita deste ponto. Então, se me perguntam "que remédios são bons em casos de doença do coração", eu tenho que responder, "Todos os remédios na Matéria Médica".

Ao mesmo tempo, é um trabalho muito útil identificar aqueles remédios que têm uma ação tão característica sobre o coração que reproduzem as indicações da maioria dos casos encontrados, e é isso que proponho fazer agora. É preciso ter em mente, entretanto, que para a prática bem sucedida é preciso levar em consideração o todo dos sintomas de um paciente, mais especificamente os sintomas mentais e morais característicos, ao selecionar um remédio, e a menos que a correspondência seja boa no todo, só um resultado parcial poderá ser perseguido.

A lista seguinte pode ser tomada como a seleção que eu deveria fazer para meu próprio uso, se eu estivesse limitado a um número definido de drogas. Aconitum, Ammonium Carbonicum, Apocynum, Arnica, Arsenicum Album, Arsenicum Iodatum, Aurum, Baryta Carbonica, Baryta Muriatica, Belladona, Bryonia, Cactus, Calcarea Carbonica, Camphora, Carbo Animalis, Carbo Vegetabilis, Causticum, Cimicifuga, Coffea, Crocus, Crotalus, Digitalis, Gelsemium, Glonoin, Iberis, Ignatia, Iodium, Kali Carbonicum, Kali Iodatum, Kali Muriaticum, Kalmia Latifolia, Lachesis, Lilium Tigrinum, Lithium Carbonicum, Lycopodium, Lycopus Virginicum, Mercurius, Moschus, Naja, Natrum Muriaticum, Nux Vomica, Phosphorus, Plumbum, Psorinum, Pulsatilla, Rhus Toxicodendrum, Spongia, Sulphur, Tabacum, Thyroidin, Vanadium, Veratrum Album, Veratrum Viride. A estes devem ser adicionados três que têm sido largamente utilizados ultimamente na prática de velha escola, Adonis Vernalis, Convallaria Majalis (a Lily do Vale), e Strophantus.

Eu vou agora resumir brevemente as principais indicações para o uso de cada. Sintomas tomados diretamente da Matéria Médica estão em vírgulas invertidas.

Aconitum

Aconitum é adequado a todas as afecções inflamatórias do coração (especialmente aquelas acompanhando febre reumática), em hipertrofia do coração, desmaios, palpitação e angina pectoris. Em todos os distúrbios do coração causados por mêdo, ou susto, ou raiva, Aconitum é o primeiro remédio a ser pensado. Com o coração de Aconitum há ansiedade e palidez; desmaios ao sentar-se na cama. Nos casos em que a febre está presente, há intenso desassossego e tensão mental; em outros casos há frialdade e colapso. Em todos os casos em que o característico medo da morte está presente, e especialmente quando o paciente é clarividente e prevê a hora da própria morte, Aconitum fará tudo que é requerido.

O pulso de Aconitum é um tanto duro, forte e contraído, ou se não, é fraco.

Há dores que atravessam e que espetam no peito; grande opressão para respirar; sensação de angústia no peito; dores intensas em todas as direções, especialmente abaixo pelo braço esquerdo, com dormência e formigamento.

"Formigamento dos dedos da mão esquerda como se estivessem indo dormir, com ansiedade" é muito característico de afecções de coração de Aconitum. Há alívio em deitar sobre as costas com os ombros erguidos. Adequado a indivíduos pletóricos.

Ammonium Carbonicum

Uma característica principal desta droga é sonolência, com borbulhar de grandes bolhas nos pulmões, coloração púrpura nos lábios por imperfeita oxigenação. Dilatação do coração; Peso esmagador no esterno quando tenta vencer uma subida (como Aurum, mas este último não tem a sonolência); intensa intolerência a ambientes quentes; tosse com catarro sanguinolento; palpitação com dispneia e retração do epigastrium; cianose. Ammonium Carbonicum é um remédio venoso e corresponde mais ao lado direito do coração do que ao esquerdo.

Apocynum Cannabinum

Esta droga foi chamada de "o dreno vegetal" por conta de sua poderosa ação de remover edemas por diurese. A melhor apresentação de Apocynum Cannabinum é encontrada no "Homeopathic Recorder" de Novembro de 1892, em uma aula do DR. S. A. Jones.

As principais indicações são: Opressão no peito; esta pode ser tão profunda a ponto de tornar a fala difícil. O pulso mais característico é um pulso muito lento: este é o efeito de grandes doses, mas doses pequenas têm causado um pulso excessivamente rápido, de modo que também pode indicar a droga.

Queixas de humilhação e de mortificação estão em seu estado mental. Um número de casos de envenenamento por tabaco produzindo sintomas de coração e edemas têm sido curados com esta droga. Pertence à mesma ordem natural que Strophantus.

Apocynum tem sido quase que exclusivamente usado nas potências mais baixas. De acordo com o Dr. Jones, infusões em água com álcool apenas suficiente para impedir sua fermentação são as mais eficazes em casos de inchaços e edemas.

Arnica

As principais indicações para o uso de Arnica serão encontradas na história de ferimentos, machucados ou esforço excessivo. Afecções no coração de atletas requererão este remédio.

Sintomas característicos são: dores de machucado ou de hematoma no peito, e compressão; Palpitação; Dores no coração, com ataques de fraqueza ou desmaios; Tosse com expectoração de sangue. Muito adequado a pessoas pletóricas com faces avermelhadas.

Arsenicum Album

Grande opressão no peito. Violento e insuportável latejar do coração, especialmente quando deitado sobre as costas e à noite. Ação irregular do coração, às vezes com angústia.

Ardência ou grande calor e queimação no peito.

Arsênico é chamado em muitas condições de enfraquecido ou degenerado coração. De modo a garantir sua ação plena, as indicações constitucionais para a droga devem estar presentes, ou ao menos algumas delas. Grande frialdade, desejo de calor, sêde insaciável por pequenas quantidades, frequentemente. Dores que queimam, ansiedade, desassossego, e angústia excessiva que não autoriza repouso algum, principalmente à noite, na cama, ou de manhã ao despertar, e frequentemente com tremores, e suores frios; opressão do peito; dificuldade para respirar, e ataques de fraqueza ou desmaios. Pele doentia, seca, manchada. Efeitos do excesso no álcool e no tabaco. Muitos caso de angina pectoris e de coração gorduroso vão precisar desta droga.

Arsenicum Iodatum

Como muitos dos casos narrados neste trabalho foram tratados com Iodado de Arsênico, será bom relatar aqui como comecei a usar esta droga.

Até onde recordo, foi de observar a marcante melhora nos sintomas de coração de pacientes sofrendo de doença pulmonar e também cardíaca, quando eu tinha sido levado a escolher o remédio apenas pelos sintomas do pulmão. Acreditando que a melhora era devida à ação direta do sal no coração, e não apenas à sua ação sobre os pulmões, eu em seguida o dei em casos em que os sintomas do pulmão não eram tais que o requisessem, e então eu percebi que sua ação no coração era tão marcante e tão benéfica quanto em casos de doença cardíaca e pulmonar combinadas.

Nossas provas do sal são muito escassas, e além da irregularidade de pulso, notada por um dos provadores, não há nada na patogênese do lodado que nos levasse a supor que ele tivesse grande poder sobre o coração.

Mas a experiência clínica de sua ação em casos de doença pulmonar, o que prova que este possui em larga medida os poderes combinados de seus dois elementos, seria a priori um forte argumento a seu favor como um poderoso remédio para o coração, tanto o Arsênico quanto o lodo tendo uma ação muito decidida sobre este órgão. Minha própria experiência clínica prova que este é o caso. Parece agir no músculo do coração, contendo a degeneração e restaurando a vitalidade. A coexistência de uma tosse crônica ou de doença crônica do pulmão é a principal indicação de preferência em relação a Arsenicum Album.

O sal em trituração não é muito estável. Eu o tenho usado quase que exclusivamente na terceira trituração decimal, mas a tintura alcoólica da mesma potência é uma preparação muito ativa e confiável.

Aurum

Grande dificuldade para respirar, de noite, e ao caminhar ao ar livre, requerendo inspirações profundas. Dor contínua do lado esquerdo do peito. Batimentos do coração irregulares, ou por ataques, algumas vezes com angústia e opressão do peito. Em qualquer tentativa de subir uma colina, ou em qualquer exercício, sente como se houvesse um peso esmagador dentro do Esterno. Ele sente que, se não parar de andar, o sangue explode através do peito.

A esfera mental dá a grande indicação de Aurum:

Melancolia e inquietude, com desejo pela morte; desespero: grande angústia induzindo a disposição para o suicídio. Outros importantes sintomas são: tontura, fraqueza e desmaios; Grande sensibilidade ao frio e ainda assim grande desejo de estar ao ar livre, mesmo com mal tempo, porque disto resulta alívio. Agravação de todos os sintomas de noite, do anoitecer ao amanhecer.

Aurum é um dos melhores antídotos de Mercúrio e é requerido em casos de abuso daquela droga; em casos sifilíticos e mercuro-sifilíticos; em degeneração gordurosa do coração e das artérias. Em pacientes cujos pulsos são duros e inflexíveis por conta de depósitos calcáreos é sempre encontrada a condição mental de Aurum e em tais pacientes este fará excelente trabalho.

Baryta Carbonica

Dificuldade para respirar com sensação de plenitude no peito. Dores no peito aliviadas parcialmente por arrotos e parcialmente por calor externo. Plenitude e peso pressionante no peito, especialmente quando subindo, com pontadas, especialmente nas inspirações. Latejares muito violentos, do coração. Latejamentos do coração excitados por deitar-se sobre o lado esquerdo, ou renovado por pensar nisso.

Baryta carbônica tem muitos sintomas de paralisia e de degeneração de tecidos: Pêso de todo o corpo; Necessidade de estar deitado ou sentado; Fraqueza intelectual, nervosa e física. Corresponde a afecções tuberculosas e glandulares. É um remédio "frio" e é indicado pelas consequências do resfriado. É igualmente aplicável a afecções do coração propriamente dito e de seus vasos, tendo curado inúmeros casos de aneurisma.

Baryta Muriática

Os sintomas de Baryta mur. São muito parecidos àqueles de Baryta carb. E de Baryta acética e foram originalmente publicados juntos nos mesmos esquemas. Os sais do ácido Muriático têm tão forte afinidade pelo coração, que seria esperado, a priori, que a ação cardíaca do cloreto seria mais poderosa que o carbonato. Não posso dar nenhum sintoma diferenciado para distinguir entre os dois. Allen dá sob o cloreto: Batimento do coração irregular, pulso escassamente perceptível, pulso rápido, cheio, pulso macio e irregular, dor nas costas.

Hering menciona palpitação, dispneia, opressão, tremores, e fraqueza paralítica. É adequado a afecções de tuberculose e pessoas sujeitas a catarro. Em algumas condições há alívio na respiração por sentar-se com a cabeça dobrada para a frente. Curou inúmeros casos de aneurisma.

A água mineral de LLangammarch em Breconshire, Gáles central contem Baryta mur. Em pequenas quantidades, juntamente com outros cloretos, notavelmente Natrum mur. Um registro disso será encontrado no Homeopathic World, Vol. XXVII (1892) , p. 441. Foi recentemente evocado no Lancet (Dia 24 de Novembro de 1894, ET seq.) como um remédio em doença do coração e tuberculose. Casos de anemia com catarro gástrico e dilatação do coração têm recebido marcante benefício desta água.

Belladona

Uma característica principal na ação desta droga é a intensidade da palpitação que ela causa. Esta se estende do coração aos menores vasos, e daí decorre a adequação de Belladona para uma grande variedade de inflamações nas quais dores latejantes são marcantes. Violentos batimentos do coração que às vezes são sentidos na cabeça. Palpitação do coração quando subindo. Grande inquietude e batimentos no peito.

Tremor do coração com angústia e dor perfurante. Pontadas no peito, às vezes como se fossem de facas e principalmente tossindo e bocejando. Respirações curtas, ansiosas e rápidas. Pulso forte e rápido, ou cheio e lento, ou pequeno e rápido, ou duro e rígido.

Condições Belladona são frequentemente induzidas por resfriado, especialmente resfriados após cortar os cabelos. Há muitas vezes vermelhidão e inchaço do rosto. Funciona melhor em pessoas de linfática ou pletórica constituição, especialmente pessoas com olhos azuis, cabelos claros, ótima compleição e pele delicada.

Há muito poucas condições do coração em que Belladona não deve ser usada, de acordo com as condições gerais e locais da droga.

Brionia

Para este policresto ser indicado, algumas das principais características dentre os sintomas gerais do remédio devem estar presentes. Ansiedade, inquietude, medo do futuro. Desencorajamento, irritabilidade e paixão. Agravação de todos os sintomas em movimento, melhor quando deitado sobre o lado doloroso ou sobre a parte dolorosa; frequente sangramento nasal; lábios secos, inchados e fissurados; indigestão; língua espessamente revestida; sentimento de peso ou pedra no peito, pior depois das refeições; constipação; sonhos desagradáveis, vexatórios; sonhos de transações do dia; começando com susto ao ir dormir e durante o sono. Alguns destes sintomas deveriam estar presentes assim como condições locais: Dores pressionantes na região precordial; pontadas; câimbra; opressão; pontadas cortantes do lado esquerdo do peito, de trás para a frente, melhor descansando e pior por mover-se e fazer inspirações profundas. Palpitação; batimentos do coração violentos e rápidos.

Pulso cheio, duro e rápido.

Bryonia corresponde a muitas formas de reumatismo e é indicado em muitas inflamações agudas do coração, e efusão para dentro do pericardium.

Cactus Grandiflorus

Este poderoso remédio do coração, que devemos ao celebrado Dr. Rubini, e às heroicas provas deste por ele próprio e sua devotada esposa (cuja saúde é para se temer tenha sido permanentemente prejudicada por sua experiência) foi recentemente descoberto e apropriado, sem reconhecimento, por escritores alopáticos. Cactus tem um sintoma muito destacado distinguindo-o de todas as outras drogas. Em muitos casos cardíacos há uma dolorosa sensação de constrição em torno do peito ou no próprio coração. Quando um paciente se queixa de uma sensação de constrição no coração, como se uma cinta de ferro impedisse seu movimento normal, não há outro remédio em que pensar até que Cactus tenha sido dado. Cactus, entretanto, curará muitos casos de doença do coração em que este sintoma não está presente quando outros sintomas correspondem.

Dores que espetam (como a "espetante" natureza da planta poderia sugerir) são quase tão características quanto as dores constritivas. Pinos que espetam impedindo a respiração e os movimentos do corpo; opressão; não pode deitar-se sobre o lado esquerdo; face azul; pulso rápido, latejando, tenso, duro. Dores agudas e pontadas no coração. Dores muito agudas, e pontadas tão dolorosas no coração, que o fazem chorar e gritar alto, com obstrução da respiração. Pesadas dores chatas na região do coração, piores por pressão externa. Palpitação violenta, agravada por caminhar e por deitar-se sobre o lado esquerdo.

Rápidos, curtos, irregulares batimentos do coração, quando de movimentos rápidos, de andar devagar, levantar-se de uma cadeira ou voltando-se subitamente.

Leve excitação ou pensamentos profundos trazem a palpitação. Palpitação nervosa aumenta gradualmente com a chegada da menstruação. Há irregular e intermitente movimento do coração. Pulso duro e súbito sem ser frequente. Os sintomas do coração frequentemente compeliram o provador a parar ao começar a andar e a inspirar profundamente várias vezes. Um sintoma peculiar experimentado foi uma sensação de movimento muito incômodo, da frente para trás na região cardíaca, como se um réptil estivesse movendo-se ao redor, no interior; pior de dia do que de noite. O tempo usual de agravação do "Cereus florescente à noite" é a noite e a madrugada.

Uma tendência para hemorragia é característica distintiva de Cactus Grand.

Os outros membros da família cactus são potentes remédios do coração, notavelmente Cereus Bonplandii, que tem entre outros sintomas o seguinte: Sensação de que o coração é transfixado com um instrumento cego como um parafuso. Leve dor espetando no coração.

Calcária Carbônica

Um dos principais remédios antipsóricos, correspondendo a vária formas de reumatismo, Calcária não pode ficar fora de vista em um catálogo de remédios para o coração. Seus sintomas sistêmicos serão o melhor guia para seu uso: Apreensão, temendo a tuberculose e doenças do coração. Mal-humor, obstinação e disposição para encarar tudo da pior maneira possível. Obesidade ou emagrecimento. Grande frialdade, sensibilidade ao ar-livre, frialdade e umidade de mãos e pés sentindo como se as meias estivessem molhadas. Suor frio da cabeça e do peito. Acidez, azia, queimação, fome pouco após comer. Menstruações muito cedo e muito profusas. Igidez dos membros; inchaços dolorosos das juntas e nodosidades nos dedos das mãos e dos pés.

No peito nós temos respiração curta especialmente ao subir. Respiração com chiado. Opressão ansiosa. Ardência. Palpitação do coração, também à noite, e depois de uma refeição, algumas vezes com ansiedade e movimentos trêmulos.

Falta de força e abatimento, pior de manhã cedo. Fraqueza especialmente à noite, com obscurecimento dos olhos, suor na face, e frio no corpo, pior ao caminhar ao ar-livre. Sensibilidade para tensões, como Baryta carb.

Não há condições de doença do coração ou das artérias que não serão beneficiadas por Calcária se os sintomas acima ou vários destes são proeminentes.

Cânfora

Em todos os tipos de afecções espasmódicas com frieza da superfície e colapso, especialmente se há ao mesmo tempo intolerância a calor externo, deve-se pensar em Cânfora. Entre os principais sintomas do coração encontramos: grande ansiedade na região precordial, pontadas espasmódicas na região do coração com opressão do peito quando deitado sobre o lado esquerdo, melhor quando virando-se para o lado direito. Palpitação. Pulso cheio ou fraco e imperceptível.

Carbo Animalis

Carbo animalis tem uma especial relação com o efeito de tensões, e também corresponde a muitas manifestações de sífilis secundária e terciária. Em ambas estas rubricas é envolvido com doenças das artérias e aneurisma nos quais tensão é um dos grandes fatores causadores, sífilis sendo frequentemente a causa original do defeito arterial.

Em um de meus pacientes este fez um excelente serviço dado por um longo tempo na indicação "dores agudas e ardentes no peito manifestando-se após movimentar-se, aliviadas completamente ao deitar-se". Os sintomas notados sob Carbo an. são "agudas pontadas ardentes no peito" e

"Tensão e sobrecarga produzem grande pulsação no coração". Uma erupção acnosa acobreada na face é uma indicação adicional.

Carbo Vegetabilis

Peito apertado com plenitude e ansiedade. Dores ardentes na região do coração, com congestão no peito e violenta palpitação do coração. Pontadas através da região do coração e baço. Pulso como um fio, fraco e desmaiado. Respiração Cheyne-Stokes.

O paciente Carbo veg. Precisa de ar; quer ser abanado e que o quarto seja mantido fresco. Com os sintomas do coração há indigestão flatulenta. Toda comida desagrada, ainda a mais inocente. Frequentemente há rouquidão duradoura. Manchas marrom-amareladas no peito.

Causticum

No caso de uma mocinha recentemente admitida aoa Hospital Homeopático sofrendo de reumatismo, com endocardite e também pericardite com grande efusão, remédios aparentemente bem indicados tiveram pouco efeito.

Pneumonia e pleurisia se adicionaram a seus outros problemas, e incontinência de fezes e de urina. Este último sintoma levou-me a pensar em Causticum, especialmente como observei que a tosse causava expulsão de urina.

Causticum 30 foi dado, com imediata e rápida melhora em todos os sintomas. A efusão foi rapidamente absorvida, e a paciente logo estava convalescente. Os sintomas mitrais de coração de Causticum são: Opressão no coração com depressão: ansiedade cardíaca; pontadas na região cardíaca. Queimação na região do coração com palpitação. Palpitação com langor. Doença crônica do coração em mocinhas ocasionada por sobrecarga. Pulso excitado perto da noite com orgasmo de sangue.

Cimicifuga

Cimicifuga racemosa ou Actaea racemosa como também é chamada, é um importante remédio reumático e nevrálgico, e por isso é frequentemente convocado em problemas de coração. Os especiais sintomas de coração são os que seguem: Palpitação ao menor movimento. Dores da região docoração por todo o peito e descendo pelo braço esquerdo, que parece dormente e puxando para o lado; palpitação; inconsciência; congestão cerebral; face lívida; dispneia; suor frio na cabeça, e dormência do corpo.

A ação do coração cessa de repente; sufocação iminente.

Excessiva dor muscular; dores na nuca; desassossego; espasmos e tremores; escuridão mental e medo da morte. "Sensação como se pesada nuvem negra se colocasse sobre todo ele, envolvendo-o de modo que tudo fosse escuridão e confusão, enquanto ao mesmo tempo pesasse como chumbo sobre sua cabeça". "Sensação de ondulação no cérebro" – todas estas são indicações adicionais para Cimicifuga.

Coffea Cruda

Excessiva sensibilidade e excitabilidade é a nota principal da condição Coffea. Todas as dores são insuportáveis. Causa violenta palpitação irregular com tremores dos membros. Palpitação depois de exaltação excessiva, alegria, surpresa. Palpitação com excitação nervosa e insônia. Café Preto (Coffea tosta) é um estimulante do coração muito valioso sob certas condições de falha do coração, palpitação com vertigem e desmaio; palpitação de coração irritável, colapso com pulso fraco, frequente.

Crocus

Eu não preciso acrescentar muito ao que eu disse deste remédio no corpo do trabalho apropos do Caso 9. Tem uma "sensação de vazio na região precordial; pontadas abaixo do coração, pior na inspiração; palpitação e ansiedade com sensação de fraqueza que se estende do coração através de todo abdome e abaixo até às solas dos pés.

Mas para Crocus curar, as peculiares condições mentais precisam estar presentes: riso incontrolável, ou então violentas alternações de disposição; e o sintoma nota-chave: sensação como se houvesse algo vivo dentro ou sensação de algo pulando dentro. Cactus tem alguma coisa parecida.

Crotalus

Como todos os venenos de serpente, Crot. Afeta profundamente ao coração, deprimindo sua ação até à síncope fatal. O mais característico sintoma de Crot. é uma sensação como se o coração estivesse cambaleando e caindo como um pombo cambaleante.

Digitalis

Seria difícil estimar o número de vidas que têm sido sacrificadas na prática da velha-escola a esta potente droga, que é valiosíssima se propriamente usada e mortal quando dela se abusa. Seus perigos são tão grandes quando dada nas doses massivas dos alopatas, que os esforços de seus terapeutas têm sido amplamente dirigidos a encontrar "um substituto para Digitalis". Não há "substitutos" para esta droga, porque sua ação é característica e única, e na forma homeopática é tão inocente quanto poderosa.

Outros venenos para o coração podem ser descobertos, mas não podem tomar o lugar de Digitalis.

Eu me lembro em meus dias de estudante Dr. George Balfour, de Edimburgo, destacando em pacientes sob a influência de Digitalis, que assim que o pulso se tornava acelerado e irregular no paciente levantando da posição horizontal para sentar-se, a droga tinha que ser suspensa. Esta é uma característica de Digitalis: agravação na mudança de posição e especialmente levantando-se da horizontal. Em vários pacientes a síncope fatal ocorrera quando prescrevedores menos cuidadosos falharam em interromper a droga em tempo. Porque uma característica de Digitalis é um efeito cumulativo; isso é, os efeitos de doses repetidas acumulam-se no sistema, e súbitos sintomas de envenenamento aparecem, como se uma grande dose houvesse sido ministrada.

A condição do coração que chama por Digitalis é um coração enfraquecido, ou um coração dilatado. Entre os sintomas que o indicam estão ação rápida, irregular, fraca, em qualquer esforço, e levantando-se da posição horizontal. "Fraqueza ou desmaio ao sentar-se. Súbita sensação de que o coração ficou parado, com grande ansiedade e necessidade de segurar o fôlego". Sente-se como se o coração fosse parar se ele ousasse mexer-se". Gelsem. tem o oposto disso: "Sensação de que o coração pararia se ele parasse de se mover". "Angina pectoris; dores cortantes do lado esquerdo do peito e na borda esquerda do Esterno, estendendo-se para a nuca e ombros; grande ansiedade e mêdo da morte, pulso lento.

"Angina trazida por qualquer movimento descuidado, rápido; dor estendendo-se abaixo pelo braço esquerdo". Pulso e respiração lentos, intermitentes, irregulares, pequenos".

Entre os outros sintomas de Digitalis estão – "Fraqueza de memória; difícil pensar; ansiedade; desânimo; desejo de estar só". "Palidez da face, especialmente ao levantar-se da posição horizontal". "Fraqueza e sensação de naufrágio, no estômago, como se ele fosse morrer". "Dor e dureza na região do fígado. Fezes brancas". No macho há "fraqueza e eretismo do sistema genital com espermatorréia e grande fraqueza". "Peso e fraqueza paralítica do braço esquerdo". "Dedos dormentes facilmente; frialdade dos membros". "Cianose".

Gelsemium

"Dor no coração quando levantando-se de uma cadeira". "Efeitos do luto – opressão e palpitação, pior quando pensa nisso ou quando alguém lhe fala de sua perda; sensação de dor em torno do coração". "Ação irregular; palpitação; palpitação histérica". "Ação lenta e fraca do coração"; " o pulso mal pode ser sentido". "Medo de que a menos que se mova o tempo todo, seu coração vai parar de bater; com medo da morte"."Pulso frequente, suave, fraco, quase imperceptível; pulso lento". "Mãos e pés frios".

Glonoine

O sintoma nota-chave de Glonoine (ou Nitroglicerina), como pode ser antecipado da natureza da substância, é uma sensação de explosão, e latejamento como se próximo de explodir. No coração mesmo há uma sensação de plenitude. "O sangue parece precipitar-se para o coração e subir rapidamente para a cabeça". "Violenta ação do coração, pulsação distinguível em todo o corpo". "Palpitação com dor-de-cabeça latejante e explosiva". "Dores agudas no coração". "Laboriosa ação do coração; opressão; pulso frequente". "Sensação de plenitude e peso com respiração difícil". "Pontadas severas no coração, estendendo-se às costas, entre os ombros". "O paciente deve manter a cabeça alta; pior deitado no lado esquerdo; melhor deitado no lado direito". "Glonoine tem um papel proeminente nos rubores e calores do climatério".

Iberis

Palpitação plenamente visível sobre todo o peito; pior ao caminhar; melhor sentado quieto; mas nenovada pelo menor esforço. Dores de facadas no coração, com constrição na garganta. Palpitação com vertigem e sufocação depois de caminhar. Muita dor sobre a base do coração, com dor pesada e chata no braço esquerdo, e formigamento e dormência nas gemas dos dedos. Peso e pressão na região do coração com ocasionais dores agudas, como picadas, passando da frente para trás. Hipertrofia do coração.

Ignatia

Sensação ansiosa na região precordial. Agitação mental e nervosismo acompanhando afecções do coração. Constrição no coração, com ansiedade e disposição para chorar. Palpitação à noite e pela manhã, na cama. Palpitação à menor preocupação ou excitação, ou por tristeza. Ignatia quando indicada por sintomas locais ou gerais é de grande utilidade tanto em desordens orgânicas quanto em desordens funcionais, ambas do coração.

Iodium

Este remédio é selecionado em casos de hipertrofia e hiperatividade do coração, ocasionadas por doença valvular, ou não; também em aneurisma e doenças dos vasos sanguíneos, e bócio exoftalmico. Há palpitação, especialmente depois de esforço. Há uma sensação como se o coração fosse apertado por uma faixa de ferro. Uma sensação de desmaio ou de excessiva fraqueza no coração e no peito. Ansiedade precordial; constante, pesada, opressiva dor na região do coração. Pulso acelerado por qualquer esforço; grande, duro e frequente; rápido, mas fraco e como um fio; pequeno, mas muito rápido e irregular.

Iodium causa extremo emagrecimento com fome canina; ou inteira perda de apetite; excessiva excitabilidade; intolerância ao calor. É mais especialmente adequado a pessoas com cabelos e olhos escuros.

Kali Carbonicum

Dores como de sutura são muito características de Kali carb. E são encontradas no coração e em outros lugares; Suturas em torno do coração e através para a escápula. Mas Kali carb. Tem uma sensação peculiar que é muito característica: Dores de beliscões ou cólicas no coração ou perto deste, como se o coração estivesse pendurado em cordas muito apertadas. Agravação das 2 às 5 da manhã.

Kali Iodatum

Esta é mais outra droga de que a velha escola abusa assustadoramente. É uma das mais profundamente ativas drogas da Matéria Médica. Não há nada que vá reduzir peso e força além do ponto de possível recuperação mais certamente do que Iodado de potássio. É encarado como um anti-sifilíticoquase inteiramente, e é usado como um meio de diagnose. Sempre que se suspeita de sífilis, Iodado de potássio é prescrito; se cura, considera-se que sífilis estava presente, e se mata, conclui-se que não era sífilis. O Sr. Jonathan Hutchinson registrou um destes casos, dentre muitos deste tipo. Um desafortunado homem foi admitido a hospital, sofrendo de uma afecção da pele, que fois diagnosticada como sifilítica, embora o paciente fortemente negasse jamais ter tido uma doença primária. Iodado de potássio foi dado, e como o homem piorasse, concluiu-se que a dose não era suficientemente forte, sendo então grandemente aumentada.

O paciente então piorou muito, tumores púrpura parecidos com nodos sifilíticos apareceram em todas as partes de seu corpo. Descobriu-se então que aqueles tumores eram causados pela droga, que foi então suspensa. Mas era tarde demais – o paciente morreu do tratamento "científico" a que fôra submetido.

Um caso de um tipo um tanto diferente chegou a meu conhecimento pouco tempo atrás. Um cavalheiro, de 74 anos, que havia tido saúde robusta toda sua vida até aos últimos dois anos, e que parecia, exceto por sua aparência de doente, mais jovem do que era, consultou-me recentemente a respeito de sua digestão. Sua história era esta. Uns dois anos antes, ele começou a ser incomodado por uma erupção, que aparecera em remendos nos braços e no corpo e ele se colocou sob os cuidados de um homeopata bem conhecido. A pele não ficou boa, embora sua saúde geral permanecesse excelente. Por conselho de um parente, médico da velha escola, ele consultou um bem conhecido sifilógrafo, que, de pronto e sem hesitações afirmou ser sua doença sifilítica. Também neste caso o paciente afirmou jamais ter tido uma doença primária. Iodado de potássio foi prescrito, e em doses tão massivas que o parente médico ficou alarmado e recusou-se a autorizar que o paciente tomasse toda a indicação. Suficiente, contudo foi tomado, para produzir a mais profunda depressão e enfraquecimento.

Dia 13.07.17

O velho homem chorava como uma criança sem saber por que. E além disso, sua digestão, que fôra excelente antes, nunca estava boa depois. Mas a afecção da pele desapareceu em uma quinzena, e o paciente se congratulava pela "cura".

Quando ele veio a meu consultório era plenamente um homem alquebrado; tinha um aspecto obscuro, abatido, ansioso; seu peso havia caído de 63,5 kilos para pouco mais de 55. Podia comer muito pouco sem mal-estar e sensação de plenitude; atques de palpitação aconteciam a qualquer hora e o mntinham acordado à noite. Suas mãos tremiam, de modo que ele não podia escrever com sua mão firme usual. Seu pulso estava extremamente frequente e muito pequeno. Aqui está um sphygmograma que eu tomei de sua radial direita com uma pressão de 3 libras e ½. Os sons das vávulas estavam claros e nenhum ruído pôde ser detetado. Seu coração havia sido declarado ótimo por vários médicos eminentes, e estava mesmo, até onde uma auscultação poderia dizer; mas auscultação não discerne a doença do Iodado de potássio.

Eu o vi várias vezes dentro da semana. Em uma ocasião achei o pulso normal em força e ritmo, e então cedi à esperança de que a condição poderia ser funcional e transitória.

Na ocasião seguinte encontrei o pulso irregular e intermitente ou muito frequente. O paciente, que não era casado, desejou ir para ficar com alguns parentes, e eu pensei que esta era a melhor coisa a fazer. Eu soube depois que ele morreu não muito depois de deixar a cidade. Ele morreu de Iodado de Potássio.

Sensação como se coração e ovário fossem arrastados juntos. Dores em torno do coração estendendo-se até à nuca, ombro e braço esquerdos, com ansiedade e medo da morte. Pulso lento, irregular em ritmo e força. Sintomas piores à noite; caminhando; deitando sobre o lado esquerdo.

Natrum Muriaticum

Minha atenção foi marcantemente capturada pela primeira vez pelo poder de Nat. mur. como um remédio para o coração, pelo alívio que este deu muitos anos atrás para uma paciente, uma mulher idosa, sofrendo de extrema hipertrofia devida a doença valvular, para quem eu o havia dado principalmente para aliviar constipação. Ela disse que nada havia dado tanto alívio a seus sintomas do coração antes. Natrum muriaticum tem em sua patogênese:

Ansiosa e violenta palpitação do coração a todo movimento do corpo, mas principalmente quando deitado sobre o lado esquerdo. Palpitação irregular e intermitente. Movimento sacudido do coração. Palpitação e intermitência do pulso acelerado após uma refeição. Dor sacudida e como um disparo, na região do coração.

Natrum muriaticum é o "crônico" de Ignacia, e corresponde a muitas condições assim chamadas histéricas. Há melancolia com muita tristeza e inclinação a chorar, e o paciente piora por qualquer tentativa de dar consolo. Os maus efeitos de um desapontamento.

Consequências do auto-abuso. Resultados de febres intermitentes em que quinino foi dado em excesso. Os sintomas são piores quando deitado, especialmente à noite e de manhã; melhor ao levantar-se, na cama; pior após dormir. O sono é agitado, sonhos de ladrões, assassinos, fogo, etc...

Nux Vomica

Pulsação no peito e no lado. Disparos e sopros na região do coração. Palpitação, pior principalmente depois do jantar; quando deitado; ou de manhã; acompanhada por náusea, inclinação a vomitar, e sensação de peso no peito.

Nux vômica, sendo um dos remédios policrestos, pode a qualquer tempo ser indicado num caso cardíaco. Os acima são os sintomas principais que ocorrem no coração, mas os seguintes sintomas no peito fortemente indicam seu uso.

Constrição asmática e opressão, pior de madrugada ou de manhã, ou na cama à noite; quando deitado; quando subindo um aclive; quando caminhando; depois do jantar; frequentemente acompanhadas por uma ansiedade sufocante; pressão no epigastrium; zumbido no ouvido; pulso rápido, e suor. Respiração lenta, com chiado. Pressão tensionante como de um peso, no peito, principalmente à noite e ao ar livre.

A sensibilidade, irritabilidade e frialdade de Nux vômica, sensibilidade ao ar livre, hálito cheirando azedo, constipação, acordar cedo (3 da manhã) e adormecer justamente quando é hora de levantar-se – devem todos ser levados em consideração ao prescrever este remédio.

Phosphorus,

Respiração obstruída e opressão do peito de vários tipos: especialmente de manhã e à noite; também durante movimento. Angústia no peito. Pêso, plenitude e tensão no peito. Lancinação no peito, particularmente lado esquerdo, algumas vezes, prolongadas ou então quando as partes são tocadas. Dor ardente como se fosse de excoriação. Palpitação: - depois de uma refeição; manhã e noite; quando sentado; após todo tipo de excitação mental. Pulso rápido e duro. Ataques de fraqueza ou desmaio. Ebulição e congestão do sangue, às vezes com pulsação através do corpo todo.

O típico paciente Phosphorus é moreno, alto, peito estreito, com ombros curvados, tuberculoso e inclinado a hemorragia. Sofrimentos de resfriado e de raiva pedem-no; dor nos membros em mudança de tempo; pior ao ar-livre especialmente quando frio; pior de manhã; de noite; na cama; depois do jantar; alguns sintomas aparecem no início de uma refeição e desaparecem depois desta. Uma agravação característica de Phosphorus é deitando-se sobre o lado esquerdo.

Outro é pior de comida quente e de beber – um copo de água fria vai permanecer no estômago até que se torna morno e então é vomitado. Entre os sintomas mentais estão – Tristeza hipocondríaca. Grande irrascibilidade, raiva, paixão e violência.

Falta de vergonha, estado de clarividência. Há melhora após dormir. O sono é perturbado por sonhos ansiosos, perturbadores sonhos, assustadores e horríveis. Sonambulismo.

Phosphorus causa degeneração gordurosa de todos os tecidos, e muitos de seus sintomas apontam para sua aplicabilidade a formas de coração gorduroso e artérias em degenerescência; e também para estagnações venosas. Corresponde mais a afecções do lado direito ou venoso do coração. Arsenicum mais ao esquerdo.

Plumbum

Em casos de envenenamento por chumbo não é infrequentemente visto, adicionalmente a sintomas paralíticos, profunda alteração do sistema arterial e do coração. Em um caso que veio a meu próprio conhecimento, havia numerosos aneurismas principalmente afetando as extremidades inferiores. Chumbo determina degeneração glanular dos rins e a condição de hipertrofia do coração que sempre acompanha isso. Produz também hipertrofia e degeneração do músculo cardíaco independentemente. Os sintomas especiais do coração que Plumbum provoca são violenta palpitação espasmódica com ansiedade no coração.

Pressão no peito com respiração difícil. Pulso pequeno; lento; contraído; ou pode ser rápido.

Os sintomas mentais de Plumbum são Melancolia, Pessismismo, Ansiedade e Torpor Mental. A grande característica da droga é constipação obstinada, fezes em forma de bolas, abdome duro, músculos contraídos, sensação de constrição umbigo e anus violentamente retraídos.

Psorinum

A característica distintiva de Psorinum é encontrada na condição "melhor qunado deitado". Quase todas as condições de coração enfranquecido e respiração difícil ficam melhor havendo se levantado. Quando sintomas do peito ficam melhor quando deitado, Psorinum irá com toda probabilidade, curar; ainda que Psorinum não deve necessariamente ser excluído em um caso, se o inverso, incapacidade de deitar-se, está presente.

Dor no coração quando deitado, pensa que as pontadas no coração vão matá-lo se continuarem. Borbulhar no coração, mais particularmente quando deitado. Palpitação: com ansiedade, inquietação mental, aversão ao trabalho; da tosse; de problemas do fígado. Dispnea: com palpitação; com dor na região cardíaca.

A intensa prostração de Psorinum, com desejo de deitar-se; frialdade, mesmo no tempo quente desejando ser envolvido em cobertores; sensibilidade a tempo tempestuoso; pele irritável, doentia; suores e evacuações fétidos, serão suficientes para indicar o lugar deste remédio.

É muito próximo aliado de Sulphur, que segue muito bem.

Pulsatilla

O paciente tipo Pulsatilla é o oposto ao tipo Nux: Cabelos claros, olhos claros, quase sempre forte; suavidade e delicadeza de disposição, facilmente levado às lágrimas ou ao riso. Pulsatilla é indicada por dores itinerantes, passando rapidamente de um lugar a outro, pior quando descansando, quando sentado,ao levantar-se após ter estado longamente sentado, quando deitado sobre o lado, especialmente o esquerdo, de noite, antes da meia-noite, num quarto quente. Melhor ao ar-livre, andando ao redor, lentamente.

Disparos no peito e dos lados principalmente de noite e quando deitado. Ataques de sufocação: pior de noite após uma refeição; de noite, quando deitado. Congestão de sangue no peito e no coração especialmente de noite. Frequente e violenta palpitação, principalmente   depois de jantar, após emoções morais, provocadas por conversação, e frequentemente com angústia, visão nublada, respiração impedida, especialmente quando deitado sobre o lado esquerdo. Ansiedade, nervosismo, pressão, e ardente sensação no coração. Dormência, particularmente perto do cotovelo muito frequentemente com hipertrofia ou dilatação do ventrículo direito (Farrington)

Rhus Toxicodendron

Este é um dos grandes remédios reumáticos, a principal característica de suas dores sendo alívio pelo movimento. Pode haver agravação ao começar a mover-se mas após o primeiro movimento, movimentos seguintes trazem alívio (Brionia: Quanto mais ele se move piores ficam as dores.) Assim que o paciente fica quieto as dores pioram, compelindo-o a mover-se novamente. Há tremores e frialdade no paciente Rhus, melhor do calor, pior do ar úmido ou de molhar-se. Queixas após molhar-se, pior à noite. Tristeza ansiosa e angústia excessiva, especialmente de noite e de madrugada; desejo de solidão e inclinação a chorar; sono perturbado por sonhos assustadores de fogo; sonhos de ocupações do dia.

Fraqueza no peito, fala difícil após moderada caminhada ao ar-livre. Disparos e lancinações no peito e nos lados do peito, especialmente quando sentado com o corpo inclinado para a frente; falando; respirando profundamente raramente quando caminhando ou usando esforço vigoroso. Formigamento no peito. Fraqueza e sensação de tremor no coração. Violenta palpitação enquanto sentado quieto. Disparos na região do coração, com sensação dolorosa de paralisia e torpor do braço esquerdo. Transitória frialdade nas costas.

O pulso é cheio e forte; acelerado e fraco; irregular ou intermitente.

Dormência do braço esquerdo acompanhando afecções do coração é encontrada em Rhus, Aconitum, Pulsatilla e Kalmia.

Spigelia

Spigelia anthelmia está na primeiríssima linha de remédios cardíacos e deve ser prescrito para qualquer tipo de desordem envolvendo o coração e os vasos sanguíneos, mas como foi amplamente abordado nos capítulos precedentes há pouco a acrescentar aqui. É eminentemente um remédio nevrálgico com uma preferência pelo lado esquerdo. Rasgadura e pontadas no peito. Dor cortante e perfurante através do lado esquerdo do peito perto do Esterno da frente para trás. Laceramento com constrição. Pontadas chatas na região do ápice.

Aborrecido grudar e beliscar de atrás do mamilo esquerdo em direção à região da escápula e parte superior do braço. A palpitação é violenta, às vezes audível, com grande ansiedade e dificuldade para respirar. Os sintomas ficam piores; sentando-se; sentando-se após levantar-se da cama; inclinando-se para a frente; levantando os braços; tomando inspirações profundas; esforço; Melhores; deitado sobre o lado direito com o tronco erguido. Acompanhamentos; excessiva sensibilidade e fraqueza; sensibilidade ao frio.

Spongia

Dores espasmódicas e constritivas no peito todo. Plenitude e obstrução. Não pode deitar-se com a cabeça baixa sem provocar um ataque de sufocação.

Frequentemente desperto do sono como se estivesse sufocando: senta-se na cama com as faces vermelhas, olhar ansioso e respiração dura e rápida. Sensações ardentes que sobem dentro do peito. Ebulições de sangue no peito, após o mais leve esforço e o menor movimento, com respiração obstruída, náusea e fraqueza, que induz à síncope. Dores e ansiedade na região do coração. Pulso duro e rápido. Palpitação violenta com dor; respiração ofegante; subitamente acordado depois da meia-noite.

Spongia é útil em hipertrofia, angina pectoris, bócio exoftálmico e aneurisma.

Como com o Iodado, há agravação pelo calor e melhora com frio. A hora da agravação é depois da meia-noite, especialmente de 1 às 2 da madrugada.

Spongia é especialmente adequado a indivíduos com cabelos claros, boa compleição e fibra frouxa – o oposto de seu congênere Iodado.

Sulphur

Sulphur causa grande irregularidade na distribuição da circulação, rubores e congestões locais. Atua predominantemente no sistema venoso e no sistema portal. Causa uma sensação como se o coração estivesse muito cheio, e também a sensação oposta, uma sensação de vazio. Sulphur é um remédio do lado esquerdo e produz mais dores do lado esquerdo que do direito. Obstrução dolorosa no lado esquerdo do peito com angústia e inabilidade para deitar-se sobre o lado afetado.

Pêso, plenitude e pressão como de uma pedra sobre o peito e o Esterno, principalmente de manhã, também quando tossindo, espirrando, e bocejando. Pulsações no peito e no Esterno.

Fraqueza do peito. Disparo no peito ou no Esterno, ou estendendo-se às costas, ou para dentro do lado esquerdo, principalmente quando tossindo, tomando uma inspiração profunda, ou levantando os braços. Sensação de frialdade ou ardência no peito, às vezes estendendo-se ao rosto. Disparos e sopros na região do coração. Violenta congestão de sangue em direção ao peito e ao coração, às vezes com ebulições no peito, desconforto, fraqueza, e tremor dos braços.

Sensação de vazio na região cardíaca, ou pressão e sensação como se o coração não tivesse espaço suficiente. Frequente palpitação, às vezes até visível, e com ansiedade, principalmente quando subindo um aclive.

Estes são os sintomas locais. Os sintomas sistêmicos de Sulphur são bem conhecidos. É o rei dos remédios antipsóricos, com a "sensação de naufrágio" tão proeminente em pacientes psóricos, bem marcada e ocorrendo caracteristicamente de manhã, das 10 às 12. O típico sujeito de Sulphur é magro, ombros curvados, ou sanguíneo ou moreno, nem sempre muito limpo uma vez que há marcante intolerância à água nas condições Sulphur. Água agrava todos os sintomas. Tendência para erupções que coçam e um desagradável cheiro do corpo.

Calor agrava todos os sintomas, que ficam piores de noite e de manhã. Consequentemente o sono é ruim; e então há grande sonolência durante o dia. Muitas dores-de-cabeça, cabeça cheia e pesada, frontais e ocipitais, com grande calor no alto da cabeça. Cabeça quente e pés frios. Há também mãos e pés, quentes e suados; ou pés ardentes, muito quentes, o paciente tenta, em vão, encontrar um lugar para eles, à noite. Acidez. Arrotos de bocas cheias de comida, muito acidas, algum tempo depois de comer. Constipação, hemorroidas. Na esfera mental há melancolia e tristeza; desconforto em relação à sua posição e perspectivas sobre negócios e carreira a ponto de tornar-se excessivamente infeliz, desgostoso com a vida e desesperado de salvação. Forte tendência para devaneios filosóficos e religiosos com ideias fixas. Ataques de angústia; timidez, e grande tendência a ser assustado. Irritabilidade. Indecisão. Grande fraqueza de memória, especialmente para nomes próprios. Uma história de erupções ou descargas suprimidas é forte indicação para Sulphur.

No caso de um cavalheiro que sofria de um coração grandemente hipertrofiado, resultado de abuso de álcool, doses ocasionais de Sulphur 1m, F.C., produziram maravilhosa mudança para melhor. Havia uma história de anterior doença do fígado, e quando ele veio a meus cuidados não podia suportar nenhum esforço e não consguia ficar deitado na cama, de noite. Ele tinha ataques de falta de fôlego por esforço ou receio. Ele tinha uma sensação de naufrágio na boca do estômago às 11 da manhã e 4 e 7 da tarde. Isto também acontecia quando ele ficava em um ambiente quente. Um quarto quente agravava todos os seus sintomas. Ele estava muito nervoso e seu sono era ruim. Seu médico de família disse-lhe que cle chegaria até o Natal (era perto do fim de Novembro de 1893) mas que não viveria mais que isso. Sob Sulphur, principalmente, ele melhorou muitíssimo de saúde e, adicionalmente, perdeu toda a vontade de beber.

Sulphur está numa relação muito próxima com Aconitum, Nux Vomica, Pulsatilla e Psorinum.

Tabacum

Palpitação do coração quando deitado sobre o lado esquerdo, melhor por virar-se para o lado direito; em ataques, de noite, com aperto do peito. Súbita angústia precordial. Angina Pectoris; Palidez; Esgotamento; Não pode andar ou falar; frialdade em todo o corpo; súbita ansiedade precordial; violenta constrição na garganta. Coração dilatado; frequente palidez; lividez da face; muscae volitantes; tinnitus aurium; tosse seca. Pulso: rápido, cheio, grande; pequeno e intermitente; excessivamente lento, macio, cheio, fraco; fraco e irregular; imperceptível. Os sintomas mentais de Tabacum são: Melancolia. Angústia e inquietude, geralmente de tarde, melhor chorando.

Inquietude que provoca continua mudança de lugar. Fraqueza e náusea são indicações adicionais para Tbacum.

Thyroidin

Este remédio e sua esfera tem sido tão mencionado e acessada por mim, que apenas faço este registro aqui.

Vanadium

Em seu "Cincoenta Razões para Ser um Homeopata (Sétima Razão), Dr. Burnett relata um caso de nevralgia correspondendo ao curso da artéria basilar que ele curou com sal ammonium de Vanadium. Havia doença gordurosa do fígado e ateroma das artérias, e o Dr. Burnett foi levado a dar o remédio por estas indicações. Vanadium é encontrado mais abundantemente em minérios de chumbo em combinação com aquele metal, ao que se assemelha ao produzir degeneração das paredes arteriais.

Veratrum álbum

Violenta palpitação do coração, que empurra as costelas para fora, com sufocação e severos ataques de ansiedade. Palpitação: no anêmico; nervoso; agonia da morte, pernas frias, difícil respirar; melhor por descansar ou deitar-se; com ansiedade, e respiração rápida e audível, à noite; com prostração de fraqueza, tirando o paciente da cama. Angina Pectoris; Periódicos ataques de dor no lado esquerdo do peito; ou cortando com excessiva agonia estendendo-se aos ombros; prostração geral, pele fria e úmida; dificuldade para respirar; constrição sufocante do peito, tão desagradável que ele transpira de agonia; câimbras nos membros. Pulso: frequente, pequeno, duro; lento,macio, intermitente; muito pequeno, irregular; imperceptível.

Suor frio e úmido na testa indica Veratrum. Mania religiosa e amorosa. Na febre reumática e em outras febres há delírio com conversa constante; quer beijar todo mundo. Mania, desejo de cortar e rasgar tudo. Ataques violentos, desejo de atacar. Grande medo; facilmente assustado; desmaio após um susto; consequências de orgulho ou honra feridos.

Veratrum Viride

Batimento do coração: alto, forte, com grande excitação arterial. Ardente, picante, dor incômoda na região cardíaca. Com inflamações do coração: Febre violenta; pulso limitante, cheio, duro; congestão na cabeça sem delírio; constante dor ardente com opressão do peito; fraqueza com cegueira; ao erguer-se da horizontal; de movimentos súbitos; quando deitado quietamente. Sonhos sobre água.

Remédios mais novos

Adonis Vernalis

A melhor descrição deste remédio e do próximo é encontrada em "Aulas sobre doenças do Coração" do Dr. E. M. Hale. Dr. Hale fez um excelente trabalho na coleta de informações sobre novos remédios e definindo o lugar destes na Matéria Médica.

Adonis vernalis e Convallaria foram ambos introduzidos como remédios da Rússia, onde são usados como remédios para o coração pelas pessoas comuns. Adonis pertence às Ranunculaceae. As indicações para seu uso parecem ser: Rápida e fraca ação do coração, edema urina escassa com albumina e resíduos. Sob seu uso as contrações cardíacas aumentam em força, o pulso torna-se menos frequente, mais regular e cheio, a urina aumenta em quantidade e a albumina e os resíduos desaparecem.

Convalaria Majalis

Este remédio, de acordo com Hale e outros, é mais indicado quando é necessário restabelecer o equilíbrio do lado direito do coração. Dá grande alívio à dispneia, em casos de enfisema, tuberculose crônica e fibrosa, e em ortopnéia de doença mitral, aumentando o fluxo de urina.

Tem pouco poder sobre edema, mas é de grande valor em muitos distúrbios funcionais do coração.

Uma pequena prova de Convallaria mostra que sua ação sobre o coração é verdadeiramente homeopática: Fraca ação do coração. Quando exercitando-se, o coração vibraria por cerca de um minuto, então o rosto ficaria vermelho, e então havia uma sensação como se o coração parasse de bater, e começasse de novo muito subitamente, causando uma sensação de desmaio. Pulso cheio, compressível e intermitente. Grande dor no coração.

Em palpitação nervosa decorrente de choque mental, ou desordem em algum órgão relacionado, como os ovários, útero ou estômago, provou-se útil. Na Rússia é usado em casos de histeria, convulsões epileptiformes, etc...

Convallaria causa muitos sintomas respiratórios. Dispnéia, causada por sensação como se o abdome se enchesse. Desejo de tomar um fôlego profundo ao sentar-se. Grande dispneia, com fraqueza e palpitação do coração. Grande dispneia ao fazer o menor esforço (sem desordem cardíaca).

Convallaria, a Lily do Vale, prova em sua ação sua relação com Lilium Tigrinum e também com Aloe, os Alliums e Squilla nos sintomas digestivos que causa; é um forte purgante e provoca muita náusea e vomito pela manhã como o enjoo matinal da gravidez.

Strophanthus Hispidus

As sementes desta planta são usadas para fazer a tintura e extrair o princípio ativo, Strophanthin. Pertence à família Apocynaceae sendo assim aliada de Apocynum canabinum. É nativa da África central e é usada pelos nativos para fazer venenopara flechas. Não houve provas, mas pacientes que tomaram a droga, queixaram-se de queimação no esôfago e estômago com perda do apetite e extremo desconforto gástrico, que não raramente levou a vomitar; às vezes havia diarreia. Foi usada em doses substanciais com sucesso em caso de doença mitral e aórtica, com muita dispneia e edema; aumenta a força dos batimentos do coração e estimula a ação dos rins. As indicações dadas por aqueles que a usaram são como segue: - Degenerações crônicas do músculo cardíaco, usualmente com um pulso irregular, frequente e pequeno, grande dificuldade para respirar e edemas. Palpitação nervosa e dificuldade para respirar.

Às vezes causa um enjoo da pela comida, seguida de sufocação e vômito depois de comer, algumas vezes por severa diarreia.

Vou concluir relatando um caso em que foi dada, estando o caso sob minha atenção ainda que o remédio não tivesse sido prescrita por mim.

Caso 37. – Um caso Strophantus.

William G., 16, um rapaz de aparência delicada, foi admitido ao Hospital Homeopático em 25 de Novembro de 1893. Ele havia tido febre reumática dois anos antes; e quatro meses antes da admissão dores reumáticas voltaram durante três meses. Até um mês atrás ele estava apto a movimentar-se normalmente e até a subir as escadas correndo. Uma semana antes da admissão foi tomado por tosse e tremores, e durante a semana havia vomitado.

Na admissão ele não conseguia deitar-se na cama, tinha que ficar com o tronco erguido para conseguir respirar; tinha uma frequente tosse seca e curta, sem dor.

Os pés, especialmente o pé esquerdo, estavam inchados, afundando sob a pressão de um dedo. A temperatura estava normal. Tinha uma língua branca; por três dias antes da admissão esteve incapaz de manter alguma comida em seu estômago. Não havia dor depois de comer, mas ele tinha muita flatulência, que ele eliminava por cima, com grande sentimento de alívio.

O exame mostrou a seguinte condição:

Coração: grandemente dilatado, pulsação difusa. Alto ruído duplona região mitral, com acentuado segundo som. Nas áreas pulmonar e tricúspide o segundo som é acentuado e reduplicado.

Pulmões: altos sons do coração nos ápices, abafamento em ambas bases, e ralas úmidas a meio caminho subindo o pulmão direito. Alto som do coração na base esquerda também, mas numa are menor. Expectoração de sangue brilhante sete dias. Tosse pior por deitar-se.

Tratamento Strophanthus 0, uma gota a cada quatro horas foi prescrito pelo médico da casa, Dr, Lambert a quem devo as notas do caso.

Dia 27 de Novembro. – Inchaço das pernas quase se foi, tosse problemática durante a noite. Sem sangue. Bases mais limpas. Urina alcalina, fosfatos, sem albumina.

Dia 29 de Novembro. – Bases mais limpas. Sem expectoração. Sem inchaço das pernas.

Dia 2 de Dezembro. – Forte dor-de-cabeça acima dos olhos. Dormiu mal na última noite.

Dia 4 de Dezembro. – Temperatura 99.6 graus noite passada. Alguma consolidação ainda nas bases.

Dia 6 de Dezembro. – Melhor. Ruído sistólico mitral completamente desaparecido, apenas o pré-sistólico ouvido agora. Ontem teve dores nos ombros e sensação de ardência nos pés. Bases dos pulmões limpos, sem crepitações.

Dia 7 de Dezembro – Temp. 100,2 graus.

Dia 9 de Dezembro – Passando bem. Leve rigidez nos ombros ainda.

Dia 11 de Dezembro.- Temperatura sobe levemente às noites. Sente-se melhor que nos últimos três meses.

Dia 12 de Dezembro. – Ruído presistólico menos áspero. Sons melhorados na área mitral. Sem dor agora. Rigidez no ombro.

O Strophanthus foi agora descontinuado e eu prescrevi Brionia 30 em seu lugar.

Dia 13 de Dezembro. – Ombro melhor mas pescoço rígido.

Tratamento Actea rac. 30, de duas em duas horas.

Dia 14 de Dezembro. – Costas melhores.

Partiu para casa, curado de todos os sintomas agudos dia 20 de Dezembro.

Neste caso o remédio era eminentemente homeopático, a condição gástrica correspondendo aos efeitos da droga, assim como o estado do coração. Neste sentido devo mencionar que um caso foi recentemente registrado (Veja Homeopathic World de Dezembro de 1894), no qual Strophanthus foi dado a um dipsomaníaco, de 63 anos, por coração fraco e pulso intermitente em doses de sete gotas, três vezes ao dia. Depois da primeira dose ele foi tomado de náusea e uma tal permanente repugnância pelo álccol, que ele deixou os estimulantes inteiramente. Seguindo esta dica Strophanthus foi dado a outros alcoólatras com sucesso equivalente: a cura de seu intenso desejo por estimulantes.